简明 类风湿关节炎手册

Jianming Leifengshi Guanjieyan Shouce

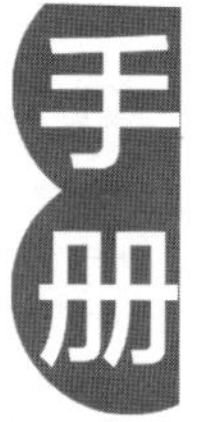

李拥军　编著

SPM 南方出版传媒

广东科技出版社｜全国优秀出版社

·广 州·

图书在版编目（CIP）数据

简明类风湿关节炎手册／李拥军编著．—广州：广东科技出版社，2017.8（2020.7重印）
ISBN 978-7-5359-6783-1

Ⅰ．①简…　Ⅱ．①李…　Ⅲ．①类风湿性关节炎—防治—手册　Ⅳ．①R593.22-62

中国版本图书馆CIP数据核字(2017)第206396号

简明类风湿关节炎手册
Jianming Leifengshi Guanjieyan Shouce

出 版 人：朱文清
责任编辑：邓　彦
装帧设计：友间设计
责任校对：陈　静
责任印制：彭海波
出版发行：广东科技出版社
（广州市环市东路水荫路11号　邮政编码：510075）
销售热线：020-37592148 / 37607413
http: //www. gdstp. com. cn
E-mail: //gdkjzbb@gdstp. com.cn（编务室）
经　　销：广东新华发行集团股份有限公司
印　　刷：佛山市浩文彩色印刷有限公司
（佛山市南海区狮山科技工业园A区　邮政编码：528225）
规　　格：889mm×1 194mm　1/32　印张3.125　字数70千
版　　次：2017年9月第1版
2020年7月第9次印刷
定　　价：15.00元

前 言

类风湿关节炎是一种会日趋恶化的慢性疾病，大部分患者表现为关节肿痛，最终会出现骨质破坏、变形，不但会削弱工作能力，甚至会丧失自理能力。健康人可以轻易办到的事情，例如起床、穿衣、吃饭、扫地，对于类风湿关节炎患者而言，可能是非常艰巨的任务。据统计，我国类风湿关节炎的患病率为0.2%～0.4%，照此推算，我国类风湿关节炎患病人数大概是500万。

类风湿关节炎是一类反复发作、致残率较高的自身免疫性疾病。目前还不完全清楚为什么会得这种病，所以尚无根治办法，但许多人求“根治”心切，四处乱投医，听信一些言过其实的宣传和小广告，导致误诊误治的现象非常普遍，其中误治又占了绝大多数。现实中，治疗类风湿关节炎有不少假药，部分标榜“国际进口，品质一流”，它们都有一个好听的名字，如“风湿灵”“风湿骨痛宁”等，这些药物都是在熟人与熟人之间传递，使其具有很大的蒙蔽性，患者容易相信。这些假药多掺有激素、麻醉镇痛等成分，吃了就能止痛，但长期服用则可出现满月脸、骨质疏松、血糖异常、血压异常、消化道出血等严重后果。

中华医学会风湿病学分会前主任委员栗占国教授指出：类风湿关节炎患者的预后因治疗而异。延误治疗或误治往往使患者致残，而正确和规范的治疗可使多数患者的病情缓解。重视早期和积极使用改善病情抗风湿药的理念和策略，掌握主要治疗药物的用药原则和方法，坚持规范的个体化治疗，即有可能阻止多数患者的病情发展，并使患者的生活质量得到改善。

风湿病学在我国起步晚，是一门新兴学科，甚至某些三甲医院都无风湿病专科。由于多方面的原因，人们对类风湿关节炎的认知度较低，其诊断延误、治疗不当的现象在国内比较常见。为了让广大类风湿关节炎患者走出误区，得到规范化治疗，国家卫生和计划生育委员会医政司已开展《类风湿关节炎规范化诊疗项目》。全体风湿病学界同仁也需共同努力，大力进行类风湿关节炎科普教育。

作为一名风湿病专业副主任医师，对“大众对类风湿关节炎的认知度低，就诊率低，病急乱投医”的现象，感到非常痛心。每每看到患者拿着非专业人士编著的类风湿关节炎科普书来问我一些被自诩为“专家”的人解释偏方的问题，我就觉得有必要写一本真正的关于类风湿关节炎的科普小册子，以提高普通医生、类风湿关节炎患者及家属对类风湿关节炎的认知，使更多类风湿关节炎患者得到规范化诊治。

李拥军

2016年10月

作者简介

李拥军，柳州市中医医院十佳医师、优秀共产党员，2007年毕业于广州中医药大学，风湿免疫硕士，副主任医师，广西民族医药协会壮医风湿病学专业委员会常委，广西中西医结合学会风湿病专业委员会委员，主持省部级课题1项，厅局级课题3项，获广西医药卫生适宜技术推广三等奖1项，擅长运用经方治疗风湿病及内科杂病。

内容简介

类风湿关节炎患病率高，误诊误治现象非常普遍，基于类风湿关节炎在我国的低认知度和高致残率，作者结合自己丰富的临床经验，参考国内外最新进展，认真编写了这本小册子。本书以问答的形式，从病因、症状、诊断、治疗、食疗、保健、误区等方面，尽力解答读者的各种疑惑。本书力求简洁、实用，适合于非风湿专科医师、类风湿关节炎患者及家属阅读。

目录

Contents

第一章　常识篇…………………………………………………1

什么是类风湿关节炎？ ………………………………………1

类风湿关节炎在我国的发病概况是怎样？ …………………1

类风湿关节炎中医病名是什么？ ……………………………1

什么是关节？ …………………………………………………2

关节的主要结构由什么组成？ ………………………………2

关节的辅助结构有哪些？ ……………………………………2

关节的功能有哪些？ …………………………………………3

关节的运动形式有哪些？ ……………………………………3

影响关节活动范围的因素有哪些？ …………………………3

关节的运动也需要稳定？ ……………………………………3

关节可发生哪些病变？ ………………………………………4

类风湿关节炎的基本病理改变是什么？ ……………………4

类风湿关节炎有哪些危害？ …………………………………4

类风湿关节炎可以根治吗？ …………………………………4

类风湿关节炎可以预防吗？ …………………………………5

第二章　病因篇……6

类风湿关节炎发病与感染有关吗？……6
类风湿关节炎与遗传有关吗？……6
类风湿关节炎发病与内分泌因素有关吗？……7
类风湿关节炎的发病还与哪些因素有关？……7
类风湿关节炎的中医病因病机特点是什么？……7
《黄帝内经》对痹证有什么认识？……8

第三章　症状篇……9

类风湿关节炎典型的关节表现有哪些？……9
类风湿关节炎起病方式如何？……10
类风湿关节炎关节受累有何特点？……10
何为持续性关节炎？……10
何为对称性关节炎？……11
何为多关节炎？……11
何为破坏性关节炎？……11
类风湿关节炎哪些部位容易受累？……12
类风湿关节炎对关节周围组织有影响吗？……12
类风湿关节炎可引起骨质丢失吗？……12
类风湿关节炎关节功能障碍如何分级？……12
类风湿关节炎有哪些特殊类型？……13
何为血清阴性类风湿关节炎？……13
何为缓解性血清阴性对称性滑膜炎伴凹陷性水肿综合征？……13

何为反复型风湿症？ …… 14
何为Felty综合征？ …… 14
类风湿关节炎可出现关节外表现吗？ …… 14
类风湿关节炎对心脏有什么影响？ …… 15
类风湿关节炎会累及肺吗？ …… 15
类风湿关节炎对肾脏有影响吗？ …… 15
类风湿关节炎对消化系统有影响吗？ …… 15
类风湿关节炎可影响神经系统吗？ …… 16
类风湿关节炎对血液系统有什么影响？ …… 16
类风湿关节炎对眼有什么影响？ …… 16
类风湿关节炎可引起血管炎吗？ …… 17
何为类风湿结节？ …… 17

第四章 诊断与鉴别诊断篇 …… **18**

1987年美国风湿病学会类风湿关节炎分类标准是什么？ …… 18
2010年美国风湿病学会/欧洲抗风湿病联盟类风湿关节炎分类标准是什么？ …… 19
如何评价新旧分类标准？ …… 20
有哪些症状时需考虑类风湿关节炎可能？ …… 20
类风湿关节炎需要做哪些检查？ …… 20
为什么类风湿关节炎患者要定期到医院检查？ …… 21
如何早期诊断类风湿关节炎？ …… 21
类风湿关节炎有哪些自身抗体？ …… 22
什么是类风湿因子？ …… 22

什么是血沉？ …… 22
什么是C反应蛋白？ …… 23
类风湿关节炎X线检查有哪些征象？ …… 24
类风湿关节炎X线如何分期？ …… 24
超声检查有何帮助？ …… 24
磁共振检查有何帮助？ …… 25
超声和磁共振检查的优势是什么？ …… 25
如何评价疼痛程度？ …… 26
类风湿关节炎病情活动指标有哪些？ …… 26
类风湿关节炎预后不良指标有哪些？ …… 26
如何判断类风湿关节炎病情的轻重？ …… 27
类风湿关节炎的临床缓解指标有哪些？ …… 27
类风湿关节炎需与哪些疾病相鉴别？ …… 27
类风湿关节炎与骨关节炎有何不同？ …… 28
类风湿关节炎与强直性脊柱炎有何不同？ …… 28
类风湿关节炎与痛风性关节炎有何不同？ …… 29
类风湿关节炎与银屑病性关节炎有何不同？ …… 30
类风湿关节炎与系统性红斑狼疮有何不同？ …… 30
类风湿关节炎与干燥综合征有何不同？ …… 30
类风湿关节炎与系统性硬化病有何不同？ …… 31
类风湿关节炎与化脓性关节炎有何不同？ …… 31
类风湿关节炎与反应性关节炎有何不同？ …… 32
类风湿关节炎与结核性关节炎有何不同？ …… 32
类风湿关节炎与风湿性多肌痛有何不同？ …… 32

第五章 误区篇…………………………………………………………………… 33

类风湿因子阳性就是类风湿关节炎？ ………………………… 33
类风湿关节炎患者类风湿因子一定阳性？ …………………… 33
关节肿痛一定是类风湿关节炎？ ……………………………… 34
类风湿关节炎一定是多关节肿痛？ …………………………… 34
关节畸形即可诊断为类风湿关节炎？ ………………………… 34
抗风湿药副作用大，用量越少、时间越短越好？ ……… 35
激素不能服，用了会上瘾？ …………………………………… 35
中成药治疗既有效又安全？ …………………………………… 36
自己感觉没啥不舒服，不用监测药物副作用？ ………… 36
青霉素治疗类风湿关节炎有效吗？ …………………………… 37
止痛药不能“治本”，不需要使用止痛药？ ……………… 37
药物有副作用，我坚强，我能忍？ …………………………… 38
类风湿关节炎治不好，吃点止痛药就行？ ………………… 38
治疗2个星期不见好转就换医生？ …………………………… 38
西药副作用大，中药比西药好？ ……………………………… 39
得了类风湿关节炎，十之八九要残废？ …………………… 39
换一下关节，病就好了？ ……………………………………… 40
医院药贵，不去医院治疗？ …………………………………… 40
医院就开那几样药，自己买来吃，不用复诊？ ………… 40
不用进行功能锻炼？ …………………………………………… 41
一直吃药，关节还变形，吃药没有用？ …………………… 41
类风湿关节炎会传染？ ………………………………………… 41

第六章　治疗篇……………………………………………………43

类风湿关节炎治疗原则是什么？ …………………………………43
类风湿关节炎的治疗目标是什么？ ……………………………43
如何做到个体化治疗？ …………………………………………43
治疗类风湿关节炎的药物有哪些种类？ ………………………44
如何选择治疗类风湿关节炎的药物？ …………………………44
非甾体抗炎药有何特点？ ………………………………………44
改善病情抗风湿药有何特点？ …………………………………44
糖皮质激素有何特点？ …………………………………………45
糖皮质激素有哪些副作用？ ……………………………………45
医源性皮质醇增多症有哪些表现？ ……………………………46
生物制剂有何特点？ ……………………………………………46
生物制剂有哪些种类？ …………………………………………46
生物制剂使用有何风险？ ………………………………………46
新的改善病情抗风湿药是如何分类的？ ………………………47
常用的非甾体抗炎药有哪些？ …………………………………47
非甾体抗炎药有哪些不良反应？ ………………………………47
非甾体抗炎药相关胃肠道损害的危险因素有哪些？ …………48
高选择性环氧化酶-2抑制剂有哪些？ …………………………48
如何用好非甾体抗炎药？ ………………………………………48
外用镇痛药有哪些种类？ ………………………………………49
外用非甾体抗炎药有哪些？ ……………………………………49
影响外用非甾体抗炎药疗效的最重要因素是什么？ …………50
外用非甾体抗炎药常见不良反应有哪些？ ……………………50

传统合成改善病情抗风湿药有哪些？ ······ 50
甲氨蝶呤常用剂量及不良反应有哪些？ ······ 50
来氟米特常用剂量及不良反应有哪些？ ······ 51
硫酸羟氯喹常用剂量及不良反应有哪些？ ······ 51
柳氮磺吡啶常用剂量及不良反应有哪些？ ······ 51
艾拉莫德常用剂量及不良反应有哪些？ ······ 52
雷公藤多苷常用剂量及不良反应有哪些？ ······ 52
正清风痛宁常用剂量及不良反应有哪些？ ······ 52
白芍总苷常用剂量及不良反应有哪些？ ······ 53
传统合成改善病情抗风湿二线药物有哪些？ ······ 53
环孢素常用剂量及不良反应有哪些？ ······ 53
硫唑嘌呤常用剂量及不良反应有哪些？ ······ 53
环磷酰胺常用剂量及不良反应有哪些？ ······ 54
何时考虑手术治疗？ ······ 54
常用的手术治疗有哪些？ ······ 54
什么情况下可以行滑膜切除术？ ······ 54
什么情况下可以行人工关节置换术？ ······ 55
什么情况下可以行关节融合术？ ······ 55
什么情况下可以行软组织手术？ ······ 55
什么情况下可选择免疫净化治疗？ ······ 56
类风湿关节炎还有哪些其他治疗方法？ ······ 56
中医有哪些外治疗法？ ······ 56
什么是针灸？ ······ 57
针灸为什么能改善关节肿痛？ ······ 57
针灸治疗的注意事项有哪些？ ······ 58

什么是拔罐疗法？ …………………………………… 58
拔罐疗法的治病机理是什么？ …………………… 58
拔罐疗法的种类？ ………………………………… 59
如何通过罐印辨别疾病？ ………………………… 59
拔罐疗法的注意事项有哪些？ …………………… 60
哪些情况不宜拔罐？ ……………………………… 60
拔罐后可以洗澡吗？ ……………………………… 61
拔罐时间越长越好吗？ …………………………… 61
什么是灸法？ ……………………………………… 61
灸法的分类？ ……………………………………… 62
灸法有什么作用？ ………………………………… 62
艾灸有什么禁忌证？ ……………………………… 62
艾灸有哪些注意事项？ …………………………… 63
艾灸会有哪些反应？ ……………………………… 63
什么是隔物灸？ …………………………………… 64
什么是化脓灸？ …………………………………… 64
什么是烫熨疗法？ ………………………………… 64
烫熨疗法有哪些种类？ …………………………… 65
烫熨疗法有哪些注意事项？ ……………………… 65
什么是贴敷疗法？ ………………………………… 65
贴敷疗法有哪些注意事项？ ……………………… 65
什么是熏洗疗法？ ………………………………… 66
熏洗疗法有哪些注意事项？ ……………………… 66
什么是穴位注射？ ………………………………… 66
穴位注射有哪些注意事项？ ……………………… 66

什么是耳针疗法？ …… 67

第七章 保健篇 …… **68**

类风湿关节炎会导致瘫痪吗？ …… 68
类风湿关节炎患者如何进行家庭护理？ …… 68
类风湿关节炎患者生活起居有何讲究？ …… 69
类风湿关节炎患者如何进行功能锻炼？ …… 69
类风湿关节炎患者如何制订锻炼计划？ …… 70
类风湿关节炎如何进行康复治疗？ …… 70
如何处理好运动与休息的平衡？ …… 71
类风湿关节炎患者有哪些日常注意事项？ …… 72
类风湿关节炎患者为什么需要定期随访？ …… 73
类风湿关节炎会遗传吗？ …… 74
类风湿关节炎患者妊娠要注意什么？ …… 74

第八章 食疗篇 …… **75**

类风湿关节炎患者需要忌口吗？ …… 75
类风湿关节炎患者的饮食需要注意什么？ …… 76
进食时，如何利用好食物的偏性？ …… 76
类风湿关节炎合并骨质疏松症如何进食？ …… 77
类风湿关节炎患者可以吃保健品吗？ …… 77
类风湿关节炎保健品能代替药物吗？ …… 78
类风湿关节炎患者为什么不能暴饮暴食？ …… 79

类风湿关节炎患者可以喝牛奶吗？ …………………… 79
类风湿关节炎患者可以喝药酒吗？ …………………… 80
类风湿关节炎患者食品烹饪推荐什么方法？ ………… 80
类风湿关节炎患者食品推荐有哪些？ ………………… 81
类风湿关节炎常用药膳有哪些？ ……………………… 81

第一章 常 识 篇

什么是类风湿关节炎?

2010年我国《类风湿关节炎诊断及治疗指南》中指出:类风湿关节炎是一种以侵蚀性关节炎为主要表现的全身性自身免疫病。本病表现为以双手和腕关节等小关节受累为主的对称性、持续性多关节炎。病理表现为关节滑膜的慢性炎症、血管翳形成,并出现关节的软骨和骨破坏,最终可导致关节畸形和功能丧失。本病为反复发作性疾病,致残率高,目前还没有根治方法。

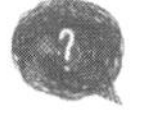

类风湿关节炎在我国的发病概况是怎样?

我国大陆地区的类风湿关节炎患病率为0.2%~0.4%。本病以女性多发,男女患病比例约1:3。类风湿关节炎可发生于任何年龄,以30~50岁为发病的高峰。

类风湿关节炎中医病名是什么?

类风湿关节炎是现代医学病名,属中医“痹证”范畴,但两者概念不能完全等同。痹有闭塞不通之意。凡因感受风寒湿邪，闭阻经络，导致肢体筋骨、关节、肌肉等发生疼痛、重着、麻木，或关节屈伸不利、僵硬、肿大、变形者，皆可称之为“痹证”。“痹证”包括现代医学中的类风湿关节炎、骨关节炎、强直性脊柱炎、纤维肌痛综合征等多种疾病。

2010年国家中医药管理局，发布的中医临床路径将类风湿关节炎的中医病名定为“尪痹”。“尪痹”是焦树德教授根据《黄帝内经》《金匮要略》等中医经典的有关论述，结合临床体会，经过多年的反复推敲，于1981年正式提出。既有关节变形、几成残废的特点，又有病情深重、缠绵难愈之意，形象描述了类风湿关节炎患者晚期关节畸形的特点。

什么是关节?

骨与骨之间连接的地方称为关节。能活动的，叫“活动关节”；不能活动的，叫“不动关节”。

关节的主要结构由什么组成?

关节的主要结构包括关节面、关节腔和关节囊三部分。

关节的辅助结构有哪些?

关节的辅助结构有韧带、关节盘和关节唇、滑膜囊和滑膜襞。

关节的功能有哪些?

关节的主要功能是运动，人们的一举一动都离不开关节。除此之外，关节还有持重作用、杠杆作用和缓冲作用。

关节的运动形式有哪些?

关节的运动形式基本上分三组：屈和伸、内收和外展、内旋和外旋。内收运动时，关节靠近身体中线；外展运动时，关节离开身体中线。如上肢的肘关节能作屈和伸一组动作，腕关节能作屈和伸、内收和外展两组动作，肩关节能做屈和伸、内收和外展、内旋和外旋三组动作。

影响关节活动范围的因素有哪些?

关节的活动范围存在着很大的差异。关节的正常活动范围受年龄、性别、胖瘦和锻炼等情况的影响。一般情况下是年轻、女性、体瘦、经常锻炼者，其关节的活动范围比较大；而年老、男性、肥胖、不经常锻炼者，其关节的活动范围较小。

关节的运动也需要稳定?

运动与稳定，这一对矛盾，通过关节特殊的结构得到完美的统一。构成关节的软骨关节囊的滑膜层，关节腔和腔内的滑液，都有利于关节的活动；关节囊的纤维层、关节内外的韧带、关节周围的肌肉紧张度则有利于增强关节的稳定性。从功能上来看，稳定性好的关节活动就受到一定限制，活动性大的关节稳定性又受到一定影响。如脊柱的主要功能在于支持体重和保护脊髓，因此脊柱关节的稳定性大，而活动性小，上肢如肩关节主要功能是活动，因此上肢关节的活动性大而稳定性小。

关节可发生哪些病变？

关节可发生肿胀、破坏、强直、脱位和退行性变。

类风湿关节炎的基本病理改变是什么？

类风湿关节炎的基本病理改变是：滑膜炎症、血管翳形成及骨破坏。研究显示滑膜炎是早期炎症的标志并能预测关节破坏的进程。

类风湿关节炎有哪些危害？

类风湿关节炎是一种系统性自身免疫疾病，病变不但可以累及关节，出现关节的肿胀、疼痛、强直、畸形，还可以累及关节外的组织和器官，如皮肤、眼、心脏、肺脏、肾脏和血液。当出现关节外表现时，常提示预后不良。

类风湿关节炎可以根治吗？

类风湿关节炎不能根治，但能控制。中华医学会风湿病学分会主任委员曾小峰说：“没有控制不住的类风湿关节炎，只要规范用药，只要有个体化的方案，每个病都可以控制住。凡是控制不住的，一定是用药不规范。”大部分类风湿关节炎，经过规范治疗后，病情可以达到有效控制。缩短病程，延缓骨质破坏是完全可以做到的。

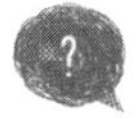

类风湿关节炎可以预防吗?

目前尚无有效的预防措施。早期诊断，尽早治疗，可有效预防关节畸形的发生。一旦发现自己有关节肿痛的症状，应及时找风湿专科医师就诊。

第二章 病 因 篇

类风湿关节炎发病与感染有关吗?

临床上许多疾病都与感染有密切关系，类风湿关节炎也不例外。有关报道中提到的病原体种类甚多，奇异变形杆菌和结核分枝杆菌是至今发现的与类风湿关节炎最为相关的2种细菌，EB病毒是病毒感染中研究最多的。

研究发现，许多与类风湿关节炎有关的细菌或病毒的蛋白中含有一段共同序列QK/RRAA。该序列可见于Ⅱ型胶原蛋白及A型滑膜细胞表面的HLA-DR4/DR1抗原。当上述细菌或病毒蛋白进入机体后，其QK/RRAA多肽片段可诱导特异性抗体的产生，该抗体既可与外源性抗原多肽形成免疫复合物，又可与自体抗原的QK/RRAA序列结合，引起自身免疫反应。

类风湿关节炎与遗传有关吗?

类风湿关节炎不属于遗传性疾病，但其发病可能与遗传因素有关。家族调查结果表明，类风湿关节炎患者家族中类风湿关节炎发病率比一般人群高2～10倍。同卵双生子的共同患病率为30%～50%，异卵孪生子的共同患病率仅为5%。由此可见，类风湿关节炎的发病并不是单一基因决定的。

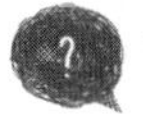 类风湿关节炎发病与内分泌因素有关吗?

内分泌因素在类风湿关节炎发病过程中有重要作用。流行病学调查显示，绝经前女性类风湿关节炎的发病率明显高于同龄男性，80岁以后男女发病率基本相同。类风湿关节炎患者妊娠后，大多数病情明显好转，而分娩后1～3个月常有病情加重。也有不少类风湿关节炎患者是在分娩后3个月内开始发病。这说明性激素水平可能与类风湿关节炎的发病及病情进展有关。

研究表明，类风湿关节炎患者可出现多种内分泌激素（如雌激素、雄激素、泌乳素、促肾上腺皮质激素、皮质醇、黄体酮、醛固酮、生长激素、胰岛素样生长因子1）异常。

 类风湿关节炎的发病还与哪些因素有关?

类风湿关节炎作为一种多因素疾病，是在易感基因的背景下，由一种或多种环境因素共同作用而产生的。除了感染、遗传、内分泌因素外，寒冷、潮湿、外伤、吸烟及精神刺激均可能在类风湿关节炎的发生和发展中有一定的作用。

类风湿关节炎的中医病因病机特点是什么?

对类风湿关节炎的中医病因病机认识，各医家都有自己的观点，但多数医家认同本病“正虚外感”这一病机。所谓正虚是指机体气血、经络亏虚，肝肾不足，卫外不固；所谓外感是指机体感受外界的风、寒、湿、热之邪气。本病是本虚标实之证，虚实夹杂是其特点，以气血不足、肝肾亏虚为本，外邪侵袭、湿邪壅滞及痰瘀互结为标。其中湿滞、痰瘀既是病理产物，又是致病因素。在这一共性认识基础上，许多医家从不同角度对本病病因病机进行了阐释。

《黄帝内经》对痹证有什么认识？

《黄帝内经》分为《素问》和《灵枢》两部分。《素问·痹论》指出："风寒湿三气杂至，合而为痹。其风气胜者为行痹，寒气胜者为痛痹，湿气胜者为着痹也。"

行痹主要是感受了风邪，关节疼痛呈游走性，部位不定。痛痹主要是感受了寒邪，关节疼痛剧烈，部位固定，遇寒加重。着痹主要是感受了湿邪，肢体酸痛重着，肌肤麻木不仁。

第三章 症 状 篇

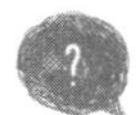

类风湿关节炎典型的关节表现有哪些?

类风湿关节炎是一种以关节慢性滑膜炎为特征的全身性疾病。其典型的关节表现有：关节疼痛及触痛、关节肿胀、晨僵、关节畸形、关节功能障碍。

关节疼痛及触痛是类风湿关节炎的典型关节表现，也是患者就诊的主要原因。它们是一种主观感觉，很难精确量化，其程度往往因人而异。关节疼痛可分为自发痛和活动痛。

关节肿胀是类风湿关节炎的另一典型关节表现，也是区别关节炎和关节痛的重要参考点之一。关节肿胀的主要原因是关节腔积液、滑膜增生及周围组织间水肿。

晨僵是指患者清晨醒后或长时间不活动后关节出现的发僵和发紧感。晨僵出现一般早于关节痛，最早出现晨僵的部位往往是手的指间关节，若病情持续进展，可能会出现全身的僵硬感。

疾病早期未得到及时合理治疗的患者多数会出现关节的破坏和畸形。关节畸形是由滑膜炎症，血管翳侵蚀，关节软骨破坏，关节周围支持性肌肉的萎缩及韧带牵拉综合作用所致。临床上常见的关节畸形有：手指的“钮扣花”样和“天鹅颈”样畸形、足外翻畸形、掌指关节尺侧偏移并半脱位、膝外翻畸形。

晨僵、关节肿痛和关节畸形往往导致不同程度的关节功能障碍，出现各种日常活动和工作受限，严重者导致卧床不起。

类风湿关节炎起病方式如何?

类风湿关节炎起病方式多种多样，依据起病缓急程度可分为隐匿性、急性、亚急性起病三大类。

隐匿性起病，就是起病缓慢，症状往往数月乃至数年内逐渐明显，患者只能说出患病的大概时间。大部分类风湿关节炎患者是以这种方式起病的。

急性起病，就是关节炎症状在数日或数周内很快出现。8%～15%的类风湿关节炎患者以这种方式起病。

亚急性起病，就是介于隐匿性和急性起病方式之间的一种方式，症状往往在几个月内出现。15%～20%的类风湿关节炎患者以这种方式起病。

类风湿关节炎关节受累有何特点?

类风湿关节炎关节受累特点，概况为持续性关节炎、对称性关节炎、多关节炎、破坏性关节炎、小关节受累、晨僵、关节周围组织受累、骨丢失和骨质疏松。

何为持续性关节炎?

类风湿关节炎早期可表现为间断性或游走性关节炎，但其典型表现仍为关节的持续肿胀、疼痛、触痛、局部发热及活动受限。所谓“持续性”是指关节炎持续6周以上，这也是1987年美国风湿病学会诊断类风湿关节炎分类标准中的条件之一。

何为对称性关节炎?

所谓“对称性”是指左右两侧同一关节区的关节同时受累，但对于小关节并不要求绝对对称。如左手第2近端指间关节与右手第3近端指间关节同时出现关节肿痛，虽不是完全对称，但是算“对称受累”。

何为多关节炎?

多关节炎是指在14个关节区中至少有3个或以上的关节区同时出现关节肿痛。14个关节区是指左右两侧的近端指间关节、掌指关节、腕关节、肘关节、膝关节、踝关节、跖趾关节。尽管少数类风湿关节炎患者以单关节炎或少关节炎起病，但绝大多数类风湿关节炎患者为多关节炎受累。

何为破坏性关节炎?

类风湿关节炎不仅可引起关节肿痛，还可导致骨质的破坏。随着关节炎症反复发作及持续迁延不愈，炎症可累及关节软骨、软骨下骨和关节周围组织，使关节软骨和骨遭到破坏，逐渐形成多种特征性的关节畸形，最终导致关节功能丧失及残废。

类风湿关节炎哪些部位容易受累?

类风湿关节炎最易累及近端指间关节、掌指关节、腕关节，其次是跖趾关节。因此关节拍片检查时，常选最有代表性的手关节，拍双手正斜位片。

类风湿关节炎对关节周围组织有影响吗?

除关节受累外，关节附近的肌腱、腱鞘及滑囊均可累及。

类风湿关节炎可引起骨质丢失吗?

类风湿关节炎发生骨质丢失和骨质疏松，以及由此而致髋部和椎体骨折的危险性均明显高于正常人。引起骨质丢失和骨质疏松的主要因素包括病情活动、关节活动受限和抗类风湿药物（尤其是糖皮质激素）的使用。

类风湿关节炎所致骨质丢失和骨质疏松主要分3种类型：局部软骨下和关节面骨质丢失、与炎性关节相邻的关节旁骨质疏松、全身性骨质疏松。关节旁骨质疏松是早期类风湿关节炎的放射学标志。全身性骨质疏松常出现在类风湿关节炎的中晚期，易导致骨折。

类风湿关节炎关节功能障碍如何分级?

关节功能障碍，按程度可以分为4级：

Ⅰ级　日常活动完全不受限（包括生活自理、工作和非职业活动）；

Ⅱ级　日常生活及工作不受限，但非职业活动受限；

Ⅲ级　日常生活不受限，但工作及非职业活动受限；

Ⅳ级　日常生活、工作及非职业活动均受限。

日常生活包括穿衣、进食、洗澡、梳妆等；工作包括上班、上学、家政等；非职业活动包括娱乐和休闲等。

类风湿关节炎有哪些特殊类型？

类风湿关节炎的特殊类型有：血清阴性类风湿关节炎、缓解性血清阴性对称性滑膜炎伴凹陷性水肿综合征、反复型风湿症、Felty综合征。

何为血清阴性类风湿关节炎？

类风湿关节炎患者血清中检测不到相应的自身抗体，即类风湿因子和抗环瓜氨酸肽抗体均为阴性，则称为血清阴性类风湿关节炎。血清阴性类风湿关节炎患者的骨侵蚀及关节外表现轻于血清阳性类风湿关节炎患者，对治疗反应好，预后良好。

何为缓解性血清阴性对称性滑膜炎伴凹陷性水肿综合征？

这个名字很拗口，但基本概括了疾病特征。临床表现为对称性腕关节、屈肌腱鞘及手小关节的急性炎症，伴手背部可凹性水肿。本病起病急骤，老年男性多见，双侧肘、肩、髋、膝、踝及足关节均可受累。类风湿因子持续呈阴性，且有发生肿瘤疾病的风险，对多种非甾体类抗炎药反应差，短期应用激素可迅速改善症状，但仍可留后遗症，包括腕和手指的屈曲挛缩等。

何为反复型风湿症？

又称回纹型风湿症，该病多见于30至60岁之间，以关节红、肿、热、痛，间歇发作为特征。关节痛常于午后发作，发病突然，疼痛在几小时至几天达到高峰，可以突然缓解。间歇期无任何症状，发作无明确规律。该病反复发作，但不会发生明显关节损害，一部分患者可发展为典型的类风湿关节炎。

何为Felty综合征？

该病除了有典型的类风湿关节炎症状外，还伴有脾大和白细胞减少，同时常出现皮肤色素沉着、下肢溃疡、全身淋巴结肿大、贫血和血小板减少等症状。Felty综合征的关节受累程度比一般类风湿关节炎严重，多有骨侵蚀和畸形。

类风湿关节炎可出现关节外表现吗？

类风湿关节炎一般归在关节病里面，其实类风湿关节炎也影响关节以外的其他系统，因此也被认为是弥漫结缔组织病。类风湿关节炎除累及关节外，还可累及心脏、肺、肾脏、消化系统、神经系统、血液系统、眼和皮肤。

类风湿关节炎对心脏有什么影响?

类风湿关节炎是动脉粥样硬化和缺血性心肌病的独立危险因素。类风湿关节炎累及心脏时，表现形式多样，可以出现心包炎、心包积液、心脏瓣膜关闭不全、心室舒张功能减退、心律失常、房室传导阻滞等，少部分患者心电图可出现非特异性ST-T改变。

类风湿关节炎会累及肺吗?

类风湿关节炎累及肺脏时可出现肺间质改变、胸膜炎、肺内类风湿结节、肺动脉高压。肺间质改变，多见于类风湿关节炎晚期患者，表现为干咳、进行性呼吸困难，典型的肺部CT表现为毛玻璃样、网格样改变。随着心脏彩超的广泛开展，肺动脉高压检出较以前增多，早期可无任何临床表现，但提示预后不佳。

类风湿关节炎对肾脏有影响吗?

类风湿关节炎累及肾脏病变并不少见，病理组织学所见各型肾小球病变均可在类风湿关节炎中出现。临床可见镜下血尿、蛋白尿，少数可出现肾病综合征，偶尔可见肾淀粉样变性。

类风湿关节炎对消化系统有影响吗?

类风湿关节炎病情活动时，在消化系统常表现为食欲不佳，腹胀不适。

类风湿关节炎可影响神经系统吗？

类风湿关节炎在神经系统常见有末梢神经损害，表现为肢体远端麻木，感觉减退，甚至有袜套样感觉，病变晚期可出现运动障碍。病程久的类风湿关节炎患者偶可出现寰枢关节半脱位，若进行性加重，压迫脊髓，可出现肢体瘫痪。正中神经受压，食指、中指和无名指出现麻木、刺痛或烧灼样痛，白天劳作后或夜间休息时症状更加明显，称为腕管综合征。

类风湿关节炎对血液系统有什么影响？

类风湿关节炎对血液系统的影响，贫血最常见，多为小细胞低色素性贫血，与病情未得到控制和慢性消耗有关，也有可能是非甾体消炎止痛药对胃肠道损害，造成慢性小量失血。常见血小板增多，与疾病的活动相关，病情控制后可降至正常。类风湿关节炎合并白细胞减少、脾肿大时被称为Felty综合征。有肺部病变时，亦可有嗜酸性粒细胞增多现象。

类风湿关节炎对眼有什么影响？

类风湿关节炎所致干眼症是很常见的，可发生于病程任何阶段。类风湿关节炎也可合并巩膜炎、周围溃疡性角膜炎、角膜溶解等，导致视力下降。

 类风湿关节炎可引起血管炎吗?

类风湿关节炎还可以引起血管炎，多累及中小血管，是关节外表现的病理基础。临床上常见表现形式有远端动脉炎，可表现为甲皱梗死、指端坏死、皮肤溃疡、瘀点或紫癜；内脏动脉炎，如脑部的血管炎可表现为脑血管意外，肠道血管炎表现为腹痛、肠出血、肠穿孔，心脏冠状动脉血管炎表现为心肌梗死。

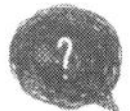 何为类风湿结节?

类风湿结节多见于关节突出或经常受压的部位，也可见于内脏器官，结节大小不等，直接数毫米至数厘米，质硬，无自觉症状或轻微压痛。它的出现提示着疾病的活动，给予积极抗风湿治疗后，大部分类风湿结节可以消退。

温馨提醒：类风湿关节炎是一种全身性、致残性疾病，诊疗过程中不仅要关注关节病变，更要关注关节外表现。关节外表现复杂多样，且较隐匿，易被忽视。当出现关节外表现时，多提示预后不佳，需给予积极抗风湿治疗。至于如何联合改善病情抗风湿药、如何使用生物制剂、如何使用激素控制病情，需在专科医师指导下制定个体化、规范化治疗方案，分阶段达标治疗。治疗目标不仅是要达到临床症状缓解，若有可能，还要达到影像学缓解。

第四章 诊断与鉴别诊断篇

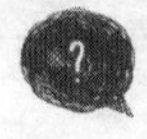

1987年美国风湿病学会类风湿关节炎分类标准是什么？

1．晨僵

关节及其周围僵硬感至少持续1h（病程≥6周）。

2．3个或3个以上区域的关节炎

医生观察到下列14个区域（左侧或右侧的近端指间关节、掌指关节、腕、肘、膝、踝及跖趾关节）中累及3个，且同时软组织肿胀或积液（不是单纯骨隆起）（病程≥6周）。

3．手关节炎

腕、掌指或近端指间关节炎中，至少有一个关节肿胀（病程≥6周）。

4．对称性关节炎

两侧关节同时受累（双侧近端指间关节、掌指关节及跖趾关节受累时，不一定绝对对称）（病程≥6周）。

5．类风湿结节

医生观察到在骨突部位，伸肌表面或关节周围有皮下结节。

6．类风湿因子阳性

任何检测方法证明血清类风湿因子含量异常，而该方法在正常人群中的阳性率小于5%。

7．放射学改变

在手和腕的后前位相上有典型的类风湿关节炎放射学改变，必须包括骨质侵蚀或受累关节及其邻近部位有明确的骨质脱钙。

以上7条满足4条或4条以上，并排除其他关节炎即可诊断为类风湿关节炎。

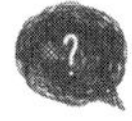

2010年美国风湿病学会/欧洲抗风湿病联盟类风湿关节炎分类标准是什么？

1．受累关节

（1）1个中大关节（0分）；

（2）2~10个中大关节（1分）；

（3）1~3个小关节（2分）；

（4）4~10个小关节（3分）；

（5）超过10个关节（至少1个小关节）（5分）。

2．血清学

（1）类风湿因子和抗环瓜氨酸肽抗体阴性（0分）；

（2）类风湿因子和抗环瓜氨酸肽抗体至少一项低滴度阳性（2分）；

（3）类风湿因子和抗环瓜氨酸肽抗体至少一项高滴度（超过正常上限3倍）阳性（3分）。

3．滑膜炎持续时间

（1）小于6周（0分）；

（2）6周或更长时间（1分）。

4．急性期反应物

（1）C反应蛋白和血沉均正常（0分）；

（2）C反应蛋白或血沉异常（1分）。

1~4的项目评分相加≥6分，可诊断为类风湿关节炎。

如何评价新旧分类标准?

新的分类标准专注于疾病早期特点，强调早期诊断，尽早用药，防止不良后遗症的发生。新的分类标准灵敏度高，特异性相对低些，存在一定误判。

旧的分类标准中把X线作为常规检查，对软组织的病理改变和早期骨侵蚀的诊断不敏感，适合于中晚期类风湿关节的诊断。旧的分类标准，特异性高，然而不利于疾病早期诊断。

有哪些症状时需考虑类风湿关节炎可能?

中老年女性出现关节肿痛，特别是手足关节肿痛，呈对称性，且累及部位较多，需高度怀疑类风湿关节炎。当然，类风湿关节炎也有刚开始仅累及少数几个关节，甚至始终只累及数个关节。若存在关节炎症持续不能缓解时，不分男女、老少，均需排查类风湿关节炎。

类风湿关节炎需要做哪些检查?

当怀疑类风湿关节炎时，需完善血沉、抗“O”、类风湿因子、抗环瓜氨酸肽抗体、关节X线检查，同时完善抗核抗体、免疫球蛋白、补体、C反应蛋白、血液分析、尿液分析，最好同时也完善肝肾功能、乙肝表面抗原等相关检查。对于仅有关节痛者，需完善关节彩超，查看有无关节积液及滑膜增生。

为什么类风湿关节炎患者要定期到医院检查？

类风湿关节炎是一种不能彻底根治的疾病，在长期治疗过程中要随时结合病情变化，前往医院复查，评估病情的活动度和治疗效果，以方便药物调整。

服用抗风湿药物可能产生副作用，如食欲不振、恶心、呕吐、胃出血、白细胞及血小板减少、皮疹、肝肾功能损害、生殖系统损害等，因此，非常有必要定期到医院检查，监测药物不良反应。

如何早期诊断类风湿关节炎？

当怀疑得了类风湿关节炎时就应当及时到风湿病专科就诊，以尽早明确诊断。如有条件，尽早完善类风湿关节炎自身抗体检查，如类风湿因子、抗环瓜氨酸肽抗体、抗角蛋白抗体、抗核周因子、抗RA33抗体。其中抗环瓜氨酸肽抗体具有较好的敏感性和特异性，对类风湿关节炎早期诊断价值较大，尤其是高滴度阳性时（高于正常参考值3倍）。

为了早期诊断类风湿关节炎，还可行关节彩超、关节磁共振检查，以明确有无滑膜炎及早期骨质破坏。

除此之外，还应完善炎症指标检查，如红细胞沉降率（血沉）、C反应蛋白等。

类风湿关节炎有哪些自身抗体?

类风湿关节炎的自身抗体有：类风湿因子、抗环瓜氨酸肽抗体、抗角蛋白抗体、抗核周因子、抗RA33抗体、抗Sa抗体。抗环瓜氨酸肽抗体有较好的敏感性和较高的特异性，临床运用最为广泛。联合检测上述抗体，有助于类风湿关节炎的早期诊断。

什么是类风湿因子?

类风湿因子是人体产生的一种针对体内变性免疫球蛋白G（IgG）的一种抗体，因最初多在类风湿关节炎的患者中发现，故此命名。常见的类风湿因子有IgM型、IgG型、IgA型和IgE型。由于IgM型类风湿因子是类风湿因子的主要类型，而且具有高凝集的特点，易于沉淀，故临床上主要测定IgM型类风湿因子，测定方法为乳胶凝集法或酶联免疫吸附法。

人体内普遍存在着类风湿因子，并起着一定的生理作用，只有类风湿因子的量超过一定的滴度时称类风湿因子阳性。大约80%的类风湿关节炎患者类风湿因子阳性。

类风湿因子是一种临床常见的自身抗体，常作为类风湿关节炎的诊断条件之一，但同样出现在其他自身免疫性疾病、感染性疾病，甚至健康人血液中。

什么是血沉?

红细胞下沉的速度叫红细胞沉降率，即血沉。血沉试验过程如下：把新鲜的血液，加入抗凝剂，再被吸入特制的带有刻度的玻璃管中，垂直竖立1小时，观察红细胞下沉的距离。测定管表面刻度每一小格为1毫米，因此，试验结果用“毫米/小时”表示。目前通常用魏氏法测定。

生理性血沉增快见于妇女月经期、妊娠3个月以上到分娩后3周、60岁以上的高龄者。

病理性血沉增快见于各种炎症、恶性肿瘤、组织损伤和坏死、贫血、高胆固醇血症、各种原因导致的高球蛋白血症（如系统性红斑狼疮、多发性骨髓瘤、肝硬化、慢性肾炎）。

什么是C反应蛋白？

C反应蛋白于1930年由Tillet和Francis发现。最初他们观察到一些急性患者的血清可与肺炎链球菌的荚膜C多糖发生反应，随后证实能与C多糖反应的物质是一种蛋白质，因而将这种蛋白质命名为C反应蛋白。

C反应蛋白是机体受到微生物入侵或组织损伤等炎症性刺激时肝细胞合成的急性相蛋白。C反应蛋白可以激活补体和加强吞噬细胞的吞噬而起调理作用，从而清除入侵机体的病原微生物及损伤、坏死、凋亡的组织细胞，在机体的天然免疫过程中发挥重要的保护作用。

C反应蛋白检测操作简单，影响因素小，一般不受妊娠、贫血、高球蛋白血症影响。

血沉和C反应蛋白是非特异性炎症标志物。类风湿关节炎患者的血沉和C反应蛋白常升高，并且与疾病的活动度相关，可作为病情观察指标。

类风湿关节炎X线检查有哪些征象?

类风湿关节炎X线检查早期表现为关节周围软组织肿胀，关节间隙变窄，局限性骨质疏松和骨质侵袭，晚期表现为关节半脱位或脱位、畸形、强直。

类风湿关节炎骨质的改变，除骨质疏松外，还可以看到软骨面边缘骨质腐蚀和软骨下骨质中的囊性改变，这在中晚期病变中相当常见，关节破坏后骨端骨质吸收，可见于手足小关节、肩锁关节等处。

类风湿关节炎X线如何分期?

美国风湿病学会的X线分期标准：

Ⅰ期　关节或关节面下骨质疏松；

Ⅱ期：关节面下骨质疏松，偶见关节面囊性破坏或骨质侵蚀破坏；

Ⅲ期　有明显关节面破坏或骨质侵蚀破坏、关节间隙狭窄、关节半脱位等改变；

Ⅳ期　除Ⅱ、Ⅲ期病变外，并有纤维性或骨性强直。

超声检查有何帮助?

超声是一种安全有效、费用低廉、无电离辐射的评价滑膜炎症和关节侵蚀病变技术。超声可以实时动态的观察积液、滑膜、肌腱、关节周围软组织、软骨及骨侵蚀。超声能准确评估关节炎症，有利于类风湿关节炎的早期诊断，并可有效监测疾病活动性。

临床上，部分无关节肿痛的患者，仍存在滑膜增厚及滑膜炎，超声就能很好评估滑膜情况。研究表明，高频超声观察滑膜炎的敏感性和特异性均明显高于临床体检和X线检查。

磁共振检查有何帮助?

磁共振不但能很好的观察滑膜和肌腱，而且能对滑膜定量测量，有助于类风湿关节炎早期诊断，并能辅助判断疾病活动性和预后进展。在骨侵蚀方面，磁共振不仅能够定量的诊断骨水肿，还能直接观察到软骨及活动性滑膜炎。然而，磁共振检查费用高，检查时间长，禁用于体内有金属的患者，检查结果的准确性依赖于医师的经验。磁共振在临床应用中存在一定局限，目前尚不能作为一种常规临床检查。

超声和磁共振检查的优势是什么?

超声和磁共振都是早期诊断类风湿关节炎的良好方法，两者对滑膜炎均敏感。超声对腱鞘炎更敏感，磁共振对骨破坏更敏感。此外，利用能量多普勒超声还有助于我们监测传统改善病情抗风湿药和生物制剂的疗效，并有助于预测病情的复发。

如何评价疼痛程度？

目前常用视觉模拟评分法（visual analogue scale/score，VAS）评价疼痛程度，其方法如下：在纸上面画一条10 厘米长的横线，横线的一端为0，表示无痛；另一端为10，表示剧痛；中间部分表示不同程度的疼痛。让患者根据自我感觉在横线上画一记号，表示疼痛的程度。

（1）0分：无痛；

（2）3分以下：有轻微的疼痛，能忍受；

（3）4～6分：患者疼痛并影响睡眠，尚能忍受；

（4）7～10分：患者有逐渐强烈的疼痛，疼痛难忍，影响食欲，影响睡眠。

类风湿关节炎病情活动指标有哪些？

类风湿关节炎病情活动的指标有晨僵时间的长短、关节疼痛的程度、压痛数及肿胀数；有无类风湿结节、血管炎、浆膜炎等关节外表现；类风湿因子滴度高低，血沉快慢，C反应蛋白、血小板、免疫球蛋白、循环免疫复合物及冷球蛋白检查数值高低等；X线检查显示关节病变加重的程度。

类风湿关节炎预后不良指标有哪些？

类风湿关节炎的预后不良的指标：病情活动持续存在；关节畸形数多；HLA-DR4阳性及冷球蛋白持续阳性；未正规用药；患者经济条件差，文化程度低，思想负担重。

如何判断类风湿关节炎病情的轻重?

可以通过关节的功能状态来判断类风湿关节炎病情的轻重。关节的功能状态可以分为4级：①Ⅰ级：日常活动完全不受限（包括生活自理、工作和非职业活动）；②Ⅱ级：日常生活及工作不受限，但非职业活动受限；③Ⅲ级：日常生活不受限，但工作及非职业活动受限；④Ⅳ级：日常生活、工作及非职业活动均受限。

类风湿关节炎的临床缓解指标有哪些?

1981年美国风湿病学会制定的临床缓解标准：

（1）晨僵小于15分钟；

（2）无乏力；

（3）无关节痛；

（4）活动时无关节压痛或疼痛；

（5）软组织或腱鞘无肿胀；

（6）血沉：男性小于20毫米/小时，女性小于30毫米/小时。

以上6条标准中具备5条或5条以上，而且至少持续两个月，才能算取得临床缓解。

有活动性血管炎表现、心包炎、胸膜炎、肌炎和近期无原因的体重下降或发热者不能认为缓解。

类风湿关节炎需与哪些疾病相鉴别?

需与类风湿关节炎鉴别诊断的疾病有：骨关节炎、强直性脊柱炎、痛风性关节炎、银屑病性关节炎、系统性红斑狼疮、干燥综合征、系统性硬化病、感染性关节炎、反应性关节炎、结核性关节炎、风湿性多肌痛。

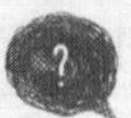

类风湿关节炎与骨关节炎有何不同?

类风湿关节炎与骨关节炎是两种完全不同的疾病，类风湿关节炎后期可合并骨关节炎，其区别如下：①类风湿关节炎可发生在任何年龄，以中年女性多发，而骨关节炎50岁以后多发，且随着年龄增长发病率越来越高；②类风湿关节炎的基本病理改变是滑膜炎，而骨关节炎基本病理改变是软骨退变和骨质增生；③类风湿关节炎常累及手近端指间关节、掌指关节、腕关节，而骨关节炎常累及膝关节、髋关节、脊柱及手远端指间关节；④类风湿性关节炎多为对称性、持续性和进行性关节炎，不经治疗很少自行缓解，而骨关节炎多为非对称性关节炎；⑤类风湿关节炎病情活动时可见类风湿结节，骨关节炎常见赫伯登结节、布夏尔结节；⑥类风湿关节炎患者晨僵持续时间长，可超过1小时，骨关节炎患者的晨僵持续时间常少于半小时；⑦类风湿关节炎患者类风湿因子多为阳性，骨关节炎患者的类风湿因子多为阴性。

类风湿关节炎与强直性脊柱炎有何不同?

在过去的100年里，一直把类风湿关节炎、强直性脊柱炎当作一个疾病。直到类风湿因子、HLA-B27的发现，才对这两种疾病有了全新认识。目前已经明确类风湿关节炎、强直性脊柱炎是两种不同的独立疾病，各有其自身特点：①类风湿关节炎好发于中年女性，强直性脊柱炎多发于青年男性。②类风湿关节炎以四肢关节为主，多从手关节开始，然后累及关节数目逐渐增多，四肢大小关节均可累及，常呈对称性，当累及脊柱时，只侵犯颈椎。强直性脊柱炎多累及中轴关节，从骶髂关节开始，逐渐累及整个脊柱关节，也可累及四肢关节，但常为下肢少数关节，多不对称。③类风湿关节炎病情活动时可有类风湿结节，强直性脊柱炎常伴有肌腱附着点疼痛。④大约80%的类风湿关节炎患者类风湿因子阳性，强直性脊柱炎患者类风湿因子一般阴性。⑤类风湿关节炎HLA-DR4阳性居多，强直性脊柱炎HLA-B27阳性多见。⑥类风湿关节炎常见关节外表现有皮下结节、肺间质纤维化。强直性脊柱炎常见关节外表现有虹膜睫状体炎、心脏传导阻滞。⑦类风湿关节炎骨侵蚀多见，强直性脊柱炎钙化、骨化多见。

类风湿关节炎与痛风性关节炎有何不同?

痛风性关节炎也会侵犯四肢关节，晚期也有关节畸形和功能障碍，且关节肿痛持续不能缓解，很容易误诊为类风湿关节炎。两者有着诸多的不同之处：①类风湿关节炎以中年女性居多，痛风性关节炎以中老年男性居多。②类风湿关节炎大多是对称性关节炎，初起时多累及手关节，痛风性关节炎初起时多不对称，常累及第一跖趾关节。③类风湿关节炎多持续不能缓解，痛风性关节炎呈发作性，发作间期可无任何不适。④类风湿关节炎类风湿因子多呈阳性，关节滑液检查可发现类风湿因子，血尿酸正常；痛风性关节炎血尿酸升高，关节的滑液检查可发现尿酸盐结晶，类风湿因子多阴性。⑤类风湿关节炎的关节变形是由于骨质破坏、关节脱位引起；痛风性关节炎的关节变形以痛风石沉积于关节周围为主。

类风湿关节炎与银屑病性关节炎有何不同?

银屑病关节炎的多关节炎型和类风湿关节炎很相似。但银屑病关节炎患者有特征性银屑病或指甲病变，或伴有银屑病家族史，常累及远端指间关节，早期多为非对称性分布，类风湿因子阴性。

类风湿关节炎与系统性红斑狼疮有何不同?

部分系统性红斑狼疮患者以关节肿痛为首发表现，也可有类风湿因子阳性，血沉、C反应蛋白升高，易被误诊为类风湿关节炎。系统性红斑狼疮一般不会导致关节畸形，且常伴有发热、皮疹、口腔溃疡、脱发、蝶形红斑、血细胞减少、蛋白尿等多系统损害表现，免疫学检查可发现抗核抗体、抗双链DNA抗体、抗SM抗体等多种自身抗体阳性。系统性红斑狼疮多见于育龄期妇女，发病高峰20~40岁；类风湿关节炎多见于中年女性，发病高峰30~50岁。

类风湿关节炎与干燥综合征有何不同?

干燥综合征中关节痛较常见，且部分患者类风湿因子明显升高，易被误诊为类风湿关节炎。但干燥综合征关节炎症状常较轻，远不如类风湿关节炎严重，一般不会出现骨破坏和关节畸形，抗SSA和抗SSB抗体常阳性。类风湿关节炎一般不会出现抗SSA和抗SSB抗体阳性，当出现抗SSA和抗SSB抗体阳性，且有口干眼干表现时，需考虑类风湿关节炎继发了干燥综合征。

类风湿关节炎与系统性硬化病有何不同?

系统性硬化病又称为硬皮病，是一种以皮肤增厚和变硬为主要特征的结缔组织病，其手指病变表现为手指肿胀，皮肤紧绷、光亮，俗称腊肠指，X线典型表现为末指指骨骨质吸收。类风湿关节炎手指典型病变为梭形肿胀，X线可见关节间隙变窄、关节面的破坏。

类风湿关节炎与化脓性关节炎有何不同?

化脓性关节炎是由化脓性细菌直接感染，并引起关节破坏及功能丧失的关节炎，又称细菌性关节炎。化脓性关节炎任何年龄均可发病，但好发于儿童和年老体弱者，男性居多，起病急骤，常伴寒战高热，关节红肿热痛明显，且多为单关节炎，成人多累及膝关节，儿童多累及髋关节，关节液可培养出致病菌。类风湿关节炎为无菌性关节炎，起病缓慢，中年女性多见，多累及小关节，呈对称性，关节液培养无细菌生长，关节液类风湿因子可阳性。

类风湿关节炎与反应性关节炎有何不同？

反应性关节炎是继发于身体其他部位感染的急性非化脓性关节炎，以肠道或泌尿生殖道感染后的反应性关节炎最为常见。一般发病较急，以下肢大关节非对称性受累为主，肌腱端炎常见，可伴有眼炎、尿道炎、龟头炎及发热等，亦可出现非对称性骶髂关节炎，HLA-B27可呈阳性。反应性关节炎一般无对称性手关节受累，类风湿因子阴性。

类风湿关节炎与结核性关节炎有何不同？

结核性关节炎常见于儿童、老年人和营养不良者，多为单关节发病，常累及髋、膝、脊柱，病程发展缓慢，病变附近或较远处可形成寒性脓肿，脓肿溃破后流出清稀的脓液，内夹干酪样坏死物，滑液可培养出结核杆菌或抗酸染色阳性，类风湿因子阴性。

类风湿关节炎与风湿性多肌痛有何不同？

风湿性多肌痛是以四肢和躯干近端疼痛为特征的临床综合征，常见于50岁以上的中老年人起病，可出现颈部、肩胛带、骨盆带肌肉疼痛和僵硬明显，活动困难，尤以清晨明显，很少自然缓解，肌肉一般无明显压痛，类风湿因子阴性，小剂量糖皮质激素可使症状迅速缓解。

第五章 误 区 篇

类风湿因子阳性就是类风湿关节炎?

有人认为出现关节肿痛后到医院检查，类风湿因子阳性，就可以诊断为类风湿关节炎，类风湿因子阴性就可以排除。其实不然，疾病的诊断，没有这么简单。熟练掌握疾病的诊断标准，通过对临床症状、体征、辅助检查的综合判断，才能做出正确的诊断。

类风湿因子是诊断类风湿关节炎的非特异性指标。类风湿因子可见于多种自身免疫性疾病及与免疫有关的慢性感染，如系统性红斑狼疮、干燥综合征、慢性肝炎、结核病、血吸虫病等。预防接种或输血后亦可出现暂时性阳性。类风湿因子阳性还可见于5%的正常人。

类风湿关节炎患者类风湿因子一定阳性?

类风湿因子是类风湿关节炎诊断条件之一，并不是所有类风湿关节炎患者都会出现类风湿因子阳性。当高度怀疑类风湿关节炎，类风湿因子检出阴性时，可加查特异性相对高的抗环瓜氨酸肽抗体、抗角蛋白抗体、抗核周因子，有助于早期诊断。

关节肿痛一定是类风湿关节炎？

关节肿痛是关节炎的表现，可见于很多疾病，如痛风、骨关节炎、强直性脊柱炎、银屑病性关节炎、反应性关节炎、系统性红斑狼疮、干燥综合征、多发性肌炎、硬皮病、风湿热、血管炎等。因此，当出现关节肿痛时，需到风湿专科就诊，全面评估病情，尽快确诊，规范诊治。

类风湿关节炎一定是多关节肿痛？

类风湿关节炎常表现为对称性、多关节受累，最常见的部位是手的掌指关节、近端指间关节和腕关节，还可见于肘、肩、膝、髋、踝和足趾关节等，颞颌关节、胸锁关节和颈椎也可累及。

少数类风湿关节炎患者可表现为少关节炎，甚至以单关节炎起病，关节肿痛不对称，给诊断造成一定困难，需要在风湿专科医生指导下诊治，以免延误病情，造成不可逆转的关节破坏。

关节畸形即可诊断为类风湿关节炎？

类风湿关节炎是常见的致残性疾病，可导致关节畸形。除类风湿关节炎外，骨关节炎、痛风、强直性脊柱炎、银屑病关节炎等均可出现关节的畸形。不是出现关节畸形，就一定是类风湿关节炎。

手指的多发性“天鹅颈”样或“钮扣花”样畸形、掌指关节尺侧偏移及远端尺骨背侧半脱位，是类风湿关节炎的特征性改变。

抗风湿药副作用大，用量越少、时间越短越好?

改善病情抗风湿药，相对于常用的降压药来讲，副作用是多一些，但能在市面上流通的药物，一般是相对安全的。

有的人一看甲氨蝶呤说明书，标示为抗肿瘤药，导致非风湿专科医生和患者担心其副作用大而不敢用。这里要特别说明一下，甲氨蝶呤用于治疗肿瘤，一次使用1克，即1 000毫克，量很大；用于治疗类风湿关节炎，一次使用10～15毫克，用量很小。这好比白果（银杏）有营养，但有毒，一次生吃10粒以上有可能中毒死亡，但街上卖白果粥的很多。这说明白果的毒性，经过加热及减少食用量后是可控的、安全的。

改善病情的抗风湿药物，起效缓慢，对疼痛的缓解效果较差，但抗炎效果持久，可减缓关节的侵蚀、破坏，若未出现不良反应，需长时间服用。

激素不能服，用了会上瘾?

糖皮质激素是最强的抗炎药物，在治疗类风湿关节炎中可谓“双刃剑”。用得好可控制病情，用得不好可出现消化道出血、股骨头坏死等严重副作用。有些江湖游医在“祖传秘方”中加入激素而不告知患者，使患者服用后产生严重依赖，一旦停药病情迅速恶化，因而使得部分医生和患者畏惧激素。

近年来研究发现，小剂量强的松可缓解患者的关节症状，减缓关节的侵蚀性改变。该药适用于病情进展快，有关节外症状者，或有使用非甾体消炎止痛药禁忌时。激素的疗效与副作用得失，在很大程度上取决于激素的用量和持续时间，如控制得当，不失为治疗类风湿关节炎的有效药物。

中成药治疗既有效又安全？

目前公认能够有效控制病情的中成药有雷公藤多苷片、昆明山海棠片、正清风痛宁，但此类中成药可引起胃肠不适，白细胞、血小板减少，皮肤瘙痒，前两种还可以引起女子闭经，男子精子数目减少。此类损害一般是可逆的，停药一段时间后可恢复。

中医治疗类风湿关节炎应当遵循辨证论治原则，切不可自行胡乱购买，以免在轮换使用多种中成药过程中，丧失了治疗的宝贵时机。

类风湿关节炎的治疗并非一朝一夕之事，应根据患者病情的轻重缓急与个体差异，坚持中西医相结合的方法，充分发挥中西医的特长，优势互补，灵活控制病情发展，尽可能好的解除患者的痛苦，最大限度提高患者生活质量。

自己感觉没啥不舒服，不用监测药物副作用？

类风湿关节炎治疗时间长，花费多，很多患者治疗过程中，不注重监测药物副作用，认为自己症状好，无需做检查，花冤枉钱。正因于此，类风湿关节炎专科每年都会收治不少因药物导致的严重粒细胞减少、肝功能异常患者。其实定期监测，这些完全可以避免。

类风湿关节炎在治疗过程中，出现白细胞、血小板减少、谷丙转氨酶升高时，患者可能没有任何不适表现。因此，定期监测药物的副作用非常有必要。在刚开始用药第2周、第4周、第2个月时需复查血尿常规、肝肾功能。对于长期服药患者，每3个月也需复查1次血尿常规、肝肾功能。

青霉素治疗类风湿关节炎有效吗?

类风湿关节炎并非感染性疾病，感染在类风湿关节炎发病中所起的作用仅在于启动机体的某种免疫反应，并因此引发自身免疫反应。感染是类风湿关节炎的发病诱因，但并非直接致病因素，因此，青霉素等常规抗生素并不能治疗类风湿关节炎。

用来治疗类风湿关节炎的“柳氮磺吡啶”“米诺环素”虽是抗菌药，但归属于改善病情抗风湿药，具有抗炎和免疫抑制作用。

止痛药不能“治本”，不需要使用止痛药?

老百姓常说的止痛药，实际上是指非甾体类消炎止痛药，该类药不仅具有镇痛作用，还具有抗炎作用，常能迅速减轻关节肿痛症状。

非甾体消炎止痛药，目前被列为治疗类风湿关节炎的一线药物，虽不能阻止关节破坏，但在改善病情抗风湿药起效前，能有效改善关节肿痛、晨僵症状，减轻患者痛苦。当类风湿关节炎患者出现关节肿痛，若没有服用禁忌症时，都可服用。

药物有副作用，我坚强，我能忍？

我不怕痛，我坚强，我能忍。疼痛是一种不良刺激，可以使人感觉痛苦和情绪不安，还可导致生理功能紊乱。类风湿关节炎，不仅仅可以出现关节肿痛，还可导致关节外损害，久病还可导致骨质破坏，甚至致残。

任何药物都有副作用，但相对于疾病本身对身体的摧毁，其副作用在可接受范围内。能在市面上流通的药物，都是相对安全的。药物的副作用也是可以监测的，一旦出现，当及时调整方案。

类风湿关节炎治不好，吃点止痛药就行？

类风湿关节炎虽不能根治，但可以有效控制。延误治疗或错误治疗往往使患者致残，而正确和规范的治疗可使多数患者病情缓解。仅仅服用止痛药，虽可改善关节肿痛，但不能阻止骨质破坏。

重视早期和积极使用改善病情抗风湿药的理念和策略，掌握主要治疗药物的用药原则和方法，坚持规范的个体化治疗，即可阻止多数患者的病情发展，又可使患者生活质量得到改善。

治疗2个星期不见好转就换医生？

有的类风湿关节炎患者，发病后很快就确诊了，但转诊于全国多地，就是疗效不好。有的患者两三个星期就换一家医院，或更换医生治疗，而之前治疗用的改善病情抗风湿药还没起效呢！通常可改善病情的抗风湿药，需连续使用2～3个月才起效。

类风湿关节炎治疗需要较长的时间，专科医生会为患者选择个体化治疗方案，治疗过程中需要观察疗效和病情变化。目前通讯、网络、交通发达，医学信息交流广泛，专科知识的更新，基本可以做到全国同步。因此，类风湿关节炎患者没必要频繁更换医生和治疗方案。

西药副作用大，中药比西药好？

能有效治疗类风湿关节炎的中药，都是毒性相对大的，目前中医界的同仁，正进行着各种减毒增效研究。凡药皆有毒，收益与风险一定成正比。如果能在风湿专科医师指导下用药，并严密监测，其安全性相对有保障。中西药各有所长，应该取长补短。

得了类风湿关节炎，十之八九要残废？

残不残废，除与疾病本身轻重有关外，还与有没有坚持规范治疗密切相关。中华医学会风湿病学分会前主任委员栗占国教授指出：类风湿关节炎患者的预后因治疗而异。若能抓住发病初，2～3年的黄金治疗期，大部分类风湿关节炎患者的病情可以得到有效控制，保持较好的生活质量和工作能力。即使出现了严重的关节畸形，还可以谨慎地考虑骨外科手术治疗。

换一下关节，病就好了？

类风湿关节炎患者出现了关节僵直，换了关节后，关节活动自如，病就彻底治好了吗？类风湿关节炎是全身性疾病，换了关节仅将局部问题临时解除，并不代表疾病痊愈，仍需坚持口服药物，规范治疗。手术治疗是有适应证的，仅适合部分晚期类风湿关节炎患者。

医院药贵，不去医院治疗？

这是认识误区，治疗类风湿关节炎最常用的甲氨蝶呤，无论针剂还是片剂，每周只需十几元。不去医院看病，自己购买的所谓特效药，很多是含有激素、止痛药、维生素的假药，普通患者没有鉴别能力，如果盲目长期服用此类“特效药”，后果可能是关节是不痛了，但严重变形了。当然，钱也花了不少。在专科医师指导下，用对药才能治好病。

医院就开那几样药，自己买来吃，不用复诊？

治疗类风湿关节炎的常用药，品种的确不多。但如何用好，就是医生的水平，不是患者随便能达到的。

病情稳定的情况下，每隔3个月也应到医院复诊1次。到医院复诊，不仅仅是为了配药。医生要观察病情变化，监测药物的不良反应，综合判断后决定，药物的剂量是否要增减，品种是否要更换。

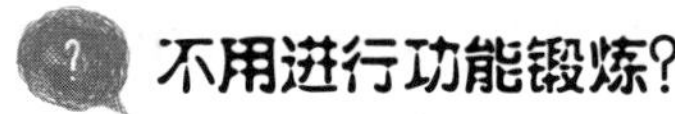

不用进行功能锻炼?

在类风湿关节炎患者中，常可看到四肢肌肉萎缩，关节僵硬的患者。不进行功能锻炼，患肢肌肉就会出现废用性萎缩，关节出现功能障碍。适当的功能锻炼，是有益的。进行功能锻炼时，应根据自己情况，量力而行。不一定需下地活动，床上不负重情况下也可以进行关节的活动。

一直吃药，关节还变形，吃药没有用?

首先要看吃的什么药，非甾体消炎止痛药能缓解关节肿痛，改善病情；抗风湿药能抑制骨破坏。当一种改善病情抗风湿药不能有效控制病情时，可以联合使用多种改善病情抗风湿药。若没有用好上述两类药，甚至没有用，出现关节变形也不奇怪。

类风湿关节炎目前尚不能根治，在一直规范用药的情况下，关节仍出现变形，说明病情难控制，需多种方法联合治疗。若不进行规范化治疗，病情将更严重。

类风湿关节炎会传染?

目前没有任何证据表明类风湿关节炎具有传染性。类风湿关节炎具有轻微的家族聚集倾向，类风湿关节炎患者家族类风湿关节炎患病率高于一般人群，并不是因为传染，而是由基因易感性决定的。

类风湿性关节炎是一种以关节滑膜炎为特征的慢性全身

性自身免疫性疾病。滑膜炎持久反复发作，可导致关节内软骨和骨的破坏，关节功能障碍，甚至残废。血管炎病变累及全身各个器官，故本病又称为类风湿病。

第六章 治 疗 篇

类风湿关节炎治疗原则是什么?

类风湿关节炎是常见的致残性疾病，目前尚无根治办法，经过不断临床实践，其治疗原则可基本达成一致意见：尽早治疗，联合用药，个体化治疗。

类风湿关节炎的治疗目标是什么?

类风湿关节炎的治疗虽然有所突破，但仍无法根治，其治疗目标是：控制关节炎症，抑制骨破坏，尽可能保护关节及肌肉的功能。也可以理解为，降低病情活动度，达到临床缓解。若条件许可，可达到影像学缓解。

如何做到个体化治疗?

类风湿关节炎是一种异质性较强的疾病，患者病情轻重不一，药物治疗反应也不尽相同。治疗时需依据患者病程、年龄、病情轻重、药物耐受情况、是否存在合并症、是否存在预后不良因素、经济状况及个人意愿，采取相应治疗措施，使患者最大程度上达到临床缓解。特别强调，医生与患者共同制定的治疗方案，有助于提高治疗的依从性，使受益和风险达到最理想水平。

治疗类风湿关节炎的药物有哪些种类?

治疗类风湿关节炎的药物分四类，第一类是非甾体抗炎药，第二类是改善病情抗风湿药，第三类是糖皮质激素，第四类是生物制剂。

如何选择治疗类风湿关节炎的药物?

尽早使用改善病情抗风湿药，按需使用非甾体抗炎药，必要时选用糖皮质激素、生物制剂。

非甾体抗炎药有何特点?

非甾体抗炎药是改善关节炎症的常用药，具有消炎止痛作用。当患者出现关节肿痛，给予非甾体抗炎药，可以很快缓解关节炎症症状，但作用不能持续，不能阻止骨质破坏。

改善病情抗风湿药有何特点?

改善病情抗风湿药可以阻止骨质破坏，但起效缓慢，一般连续使用2~3月，才能有比较明显的临床疗效。以甲氨蝶呤、来氟米特为代表的改善病情抗风湿药，是治疗类风湿关节炎的基石，一旦确诊就应立即应用，可单用，也可与其他改善病情抗风湿药联合应用。

糖皮质激素有何特点?

糖皮质激素具有较强的抗炎作用而迅速改善关节功能，缓解临床症状，但常常被滥用。糖皮质激素是把双刃剑，可分为短效、中效、长效三类，运用得好，可以起到延缓骨质破坏作用，胡乱运用副作用颇多。对于病情进展快、炎症反应明显的患者可短期应用小剂量糖皮质激素，常选用中效激素甲泼尼龙片、泼尼松片口服。

糖皮质激素有哪些副作用?

糖皮质激素又称作肾上腺皮质激素，是由肾上腺皮质分泌的一类甾体激素，也可由化学方法人工合成。短期系统使用糖皮质激素可出现：食欲增强、胃肠道不耐受、情绪改变、失眠、神经过敏、月经改变、痤疮样皮损、高血糖、水钠潴留、体重增加等。长期超生理剂量激素使用可出现许多严重不良反应（大多数情况，副反应与剂量相关）：类固醇性糖尿病、医源性皮质醇增多症、股骨头无菌性坏死、骨质疏松、肌萎缩、肌无力、低蛋白血症、电解质紊乱、诱发或加重感染（细菌、真菌、病毒）、诱发精神症状、诱发或加重消化道溃疡、诱发眼病（青光眼、白内障）、伤口愈合迟缓、抑制生长发育。

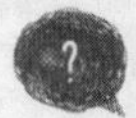

医源性皮质醇增多症有哪些表现？

大量激素使用可导致皮质醇增多症，又称库欣综合征，表现为满月脸、水牛背、向心性肥胖（腹部膨出，而四肢显得相对细小）、肌肉萎缩、皮肤变薄、皮肤紫纹（多见于下侧腹部、臀部、大腿部，常为对称性分布）、痤疮、多毛、水肿、低血钾、糖尿病、高血压、骨质疏松、性欲减退等。

生物制剂有何特点？

生物制剂在风湿病治疗中有里程碑意义，对大部分类风湿关节炎患者有效，可短时间内迅速控制症状，阻止骨破坏，但价格昂贵，患者可依据自己经济实力斟酌选用。

生物制剂有哪些种类？

目前生物制剂有肿瘤坏死因子抑制剂、T细胞共刺激抑制剂、抗B细胞药物、白介素6受体阻断单克隆抗体、白介素1抑制剂。临床运用最多的生物制剂是肿瘤坏死因子抑制剂，如依那西普、英夫利西单抗、阿达木单抗。T细胞共刺激抑制剂如阿巴西普，抗B细胞药物如利妥昔单抗，白介素6受体阻断单克隆抗体如妥珠单抗，白介素1抑制剂如阿那白滞素。

生物制剂使用有何风险？

生物制剂的使用风险主要是增加感染的可能性，尤其是增加结核感染的可能性。使用生物制剂前应常规进行乙肝、结核筛查。使用过程中应关注肿瘤发生风险。

新的改善病情抗风湿药是如何分类的?

由于新药的不断发现和应用，药物的分类也不断更新。新的分类方法，将生物制剂列为生物改善病情抗风湿药。目前改善病情药抗风湿药分为合成和生物两大类，其中合成改善病情抗风湿药又分为传统合成、靶向合成两类。常用的传统合成改善病情抗风湿药有甲氨蝶呤、来氟米特，靶向合成改善病情抗风湿药目前有托法替尼，常用的生物改善病情抗风湿药有益赛普、修美乐。

常用的非甾体抗炎药有哪些?

现有研究表明，关节炎症的有效控制可以阻止类风湿关节炎的骨质破坏进程。常用的非甾体抗炎药有布洛芬、双氯芬酸钠、双氯芬酸钾、美洛昔康、氯诺昔康、塞来昔布、依托考昔。

非甾体抗炎药有哪些不良反应?

非甾体抗炎药通过抑制环氧化酶活性，减少前列腺素合成而具有抗炎、退热、消肿、止痛作用。常见不良反应有食欲不佳、腹痛、腹胀、腹泻、消化道溃疡、间质性肾炎、肝功能损害、白细胞减少、听力下降、耳鸣、哮喘、皮疹，严重的不良反应有消化道出血、肾功能衰竭。

非甾体抗炎药相关胃肠道损害的危险因素有哪些?

非甾体抗炎药引起胃肠道损害的危险因素：①年龄大于60岁；②吸烟；③酗酒；④使用糖皮质激素；⑤长期或大剂量使用非甾体抗炎药；⑥长期使用低剂量阿司匹林；⑦使用抗凝剂，如华法林；⑧原有消化道溃疡、出血病史；⑨既往有非甾体抗炎药胃肠道损害史；⑩幽门螺旋杆菌感染。

高选择性环氧化酶-2抑制剂有哪些?

非甾体抗炎药可分为非选择性环氧化酶抑制剂和选择性环氧化酶抑制剂。其中高选择性环氧化酶-2抑制剂有塞来昔布、艾瑞昔布、依托考昔。该类药胃肠道风险相对小，但需关注心血管事件风险。

如何用好非甾体抗炎药?

大多数患者服用非甾体抗炎药是可以耐受的，即使出现不良反应，一般也很轻微，及时停药后，不良反应可自行消除。我们不能因为药物有副作用而畏惧用药。任何一种经国家食品药品监督管理局批准生产的药物都是相对安全的。

大规模荟萃分析，治疗类风湿关节炎的不同非甾体抗炎药，消炎止痛的效果不存在差异。我们在临床上常会遇到，某患者使用双氯芬酸钠效果好，而另一患者则感觉布洛芬效果很棒。不同的个体是存在差异的，患者要配合医生选择适合自己的药物。需要特别指出的是，不宜同时服用两种或两种以上的非甾体抗炎药，也不宜超剂量服用非甾体抗炎药。因为这样不规范使用药物，止痛功效不会明显增加，反而易出现急性消化道出血、肾功能衰竭，甚至危及生命。应在专科医师指导下，个体化、足疗程、合理使用非甾体抗炎药，将用药风险降到最低。

外用镇痛药有哪些种类?

外用镇痛药的种类很多，包括外用辣椒碱、外用麻醉剂和外用非甾体抗炎药。在所有外用镇痛药中，外用非甾体抗炎药的疗效最为显著。

相比口服途径，局部外用制剂直接用于病变部位皮肤，经皮肤渗透到达病痛组织而发挥镇痛作用，具有局部浓度高、起效快、系统暴露量少以及全身不良反应少等优势，适用于轻到中度疼痛的治疗。

外用非甾体抗炎药有哪些?

目前已上市的外用非甾体抗炎药有双氯芬酸、布洛芬、酮洛芬、吡罗昔康等。尽管这些外用非甾体抗炎药作用机制相似，但剂型有所不同（如贴剂、凝胶剂、溶液剂、乳剂/膏、喷雾剂等），临床疗效也存在一定差异。

影响外用非甾体抗炎药疗效的最重要因素是什么？

外用非甾体抗炎药必须穿透皮肤渗透至病变部位才能发挥药理作用，不同剂型的外用非甾体抗炎药具有不同的皮肤渗透特性。在穿透皮肤各层时，活性制剂需具备理想的渗透系数，这也是确定经皮给药的最可靠的参数，即外用非甾体抗炎药必须在亲脂性和亲水性之间达成平衡，其皮肤穿透性才会更好。

外用非甾体抗炎药常见不良反应有哪些？

常见不良反应：用药部位轻度或一过性红斑、瘙痒。

传统合成改善病情抗风湿药有哪些？

使用好传统合成改善病情抗风湿药，大部分类风湿关节炎患者的病情可以得到有效控制。常用的药物有甲氨蝶呤、来氟米特、硫酸羟氯喹、柳氮磺吡啶、艾拉莫德、雷公藤多苷、正清风痛宁、白芍总苷等。

甲氨蝶呤常用剂量及不良反应有哪些？

甲氨蝶呤是治疗类风湿关节炎的首选抗风湿药。甲氨蝶呤主要抑制二氢叶酸还原酶，而使二氢叶酸不能还原成有生理活性的四氢叶酸，从而使嘌呤核苷酸和嘧啶核苷酸的生物合成过程中一碳基团的转移作用受阻，导致DNA的生物合成受到抑制。

甲氨蝶呤常用剂量为每周7.5～15毫克，每周用药1次，口服或肌肉注射，肌肉注射起效相对快。常见不良反应有恶心、口腔溃疡、口腔炎、肝损害、骨髓抑制、皮疹、脱发等。服药期间可适当补充叶酸，定期检查血常规、肝功能。

来氟米特常用剂量及不良反应有哪些?

来氟米特常用剂量1日20毫克，常见不良反应有肝功能损害、腹泻、白细胞降低、皮疹、瘙痒、脱发、头晕、头痛、血压升高等。其疗效与甲氨蝶呤相当，孕妇禁用。服药期间应定期检查血常规、肝功能。

硫酸羟氯喹常用剂量及不良反应有哪些?

硫酸羟氯喹常用剂量每次200毫克，1日2次。该药相对安全，但起效缓慢，偶有皮疹、食欲不振、腹泻、头晕、头痛、耳鸣、情绪改变、视物模糊、视野缺损、视力减退、皮肤色素沉着。缺乏葡萄糖-6-磷酸脱氢酶（G-6-PD）的患者服用后可发生溶血，应慎用。服药期间应定期检查血常规、肝功能。

柳氮磺吡啶常用剂量及不良反应有哪些?

柳氮磺吡啶服用时应从小剂量开始，逐渐加量，有助于减少不良反应。起始每次0.25克（1片），1日3次，逐渐加量至0.75克，1日3次；若疗效欠佳，最大剂量可用至每次1克，1日3次。常见不良反应有肝酶升高、腹痛腹泻、恶心呕吐、皮疹、白细胞减少、血小板减少、可逆性精子减少、排尿困难，对磺胺过敏者慎用。对于缺乏葡萄糖-6-磷酸脱氢酶的患者，血细胞溶解的倾向比较严重。服药期间应定期检查血常规、肝肾功能。

艾拉莫德常用剂量及不良反应有哪些？

艾拉莫德常用剂量1次25毫克（1片），饭后服用，早晚各1次，最快可以在4～6周起效。常见的不良反应有转氨酶升高、腹胀、上腹痛、白细胞减少、血小板减少、口腔炎、心悸、脱发、皮疹等。

雷公藤多苷常用剂量及不良反应有哪些？

雷公藤多苷常用剂量每次10～20毫克，1日3次。主要不良反应是性腺抑制，可致精子活力降低、月经紊乱，一般不用于生育期患者。其他不良反应包括肝酶升高、皮疹、脱发、恶心、呕吐、纳差、腹痛、腹泻、口腔溃疡、骨髓抑制、色素沉着等。服药期间应定期检查血常规、肝肾功能。

正清风痛宁常用剂量及不良反应有哪些？

正清风痛宁缓释片常用剂量每次60～120毫克，1日2次。主要不良反应有皮疹、皮肤潮红、皮肤瘙痒，偶见胃肠不适、白细胞减少、血小板减少头痛、头昏，罕见嗜睡。有哮喘病史者禁用。服药期间应定期检查血常规。

白芍总苷常用剂量及不良反应有哪些?

白芍总苷常用剂量每次0.6克（2粒），1日2～3次。不良反应较少，主要有腹泻、纳差、腹痛等。

传统合成改善病情抗风湿二线药物有哪些?

常用二线改善病情抗风湿药有：环孢素、硫唑嘌呤、环磷酰胺。对于难治性类风湿关节炎可酌情选用。

环孢素常用剂量及不良反应有哪些?

环孢素常用剂量为每日每千克体重1～3毫克。主要不良反应有肝肾毒性、高血压、恶心、厌食、呕吐、多毛、牙龈增生伴出血、疼痛。不良反应的严重程度、持续时间与剂量和血药浓度有关。服药期间应监测血常规、肝肾功能和血压。

硫唑嘌呤常用剂量及不良反应有哪些?

硫唑嘌呤常用剂量为每日每千克体重1～2毫克，一般1日100～150毫克。主要用于病情较重的类风湿关节炎患者。不良反应有骨髓抑制、肝损害、恶心、呕吐、皮疹、脱发。服药期间应定期检查血常规和肝功能。

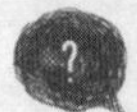

环磷酰胺常用剂量及不良反应有哪些?

对于难治性类风湿关节炎可酌情试用，常用剂量为每2～4周静脉使用400毫克。主要的不良反应有性腺抑制、骨髓抑制、恶心、呕吐、肝损害、脱发、出血性膀胱炎等。

何时考虑手术治疗?

类风湿关节炎患者经过积极正规内科治疗，病情仍不能控制，为纠正畸形，改善生活质量可考虑手术治疗。但手术并不能根治类风湿关节炎，因此，术后仍需药物治疗。

常用的手术治疗有哪些?

常用的手术主要有滑膜切除术、人工关节置换术、关节融合术以及软组织修复术。

什么情况下可以行滑膜切除术?

对于经积极正规的内科治疗仍有明显关节肿胀及滑膜增厚，X线检查显示关节间隙未消失或无明显狭窄者，为防止关节软骨进一步破坏可考虑滑膜切除术，及时的外科微创滑膜切除手术是必要的，可以改善疾病的预后。但术后仍需正规的内科治疗。

什么情况下可以行人工关节置换术?

对于关节畸形，明显影响功能，经内科治疗无效，X线片显示关节间隙消失或明显狭窄者，可考虑人工关节置换术。及时的人工关节置换术，可以达到减轻疼痛、纠正畸形、恢复关节功能的目的，使类风湿关节炎患者恢复站立、行走及生活自理，提高生活质量。如果等到关节破坏、骨质缺损非常严重再寻求外科治疗，不仅增加了手术治疗的难度，而且手术的预期效果也将打折扣。

人工关节置换术虽可改善患者的日常生活能力，但术前、术后均应规范服用改善病情抗风湿药，以保障手术疗效，避免病情进一步恶化。

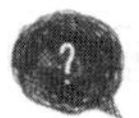

什么情况下可以行关节融合术?

随着人工关节置换术的成功应用，近年来，关节融合术已很少使用，但对于晚期关节炎患者、关节破坏严重、关节不稳者可行关节融合术。此外，关节融合术还可作为关节置换术失败的挽救手术。

什么情况下可以行软组织手术?

类风湿关节炎患者除关节畸形外，关节囊和周围的肌肉、肌腱的萎缩也是造成关节畸形的原因。因此，可通过关节囊剥离术、关节囊切开术、肌腱松解或延长术等改善关节功能。腕管综合征可采用腕横韧带切开减压术。肩、髋关节等处的滑囊炎，如经保守治疗无效，需手术切除。类风湿结节较大，有疼痛症状，影响生活时可考虑手术切除。

什么情况下可选择免疫净化治疗?

对于少数经规范用药疗效欠佳，血清中有高滴度自身抗体、免疫球蛋白明显增高者可考虑免疫净化，如血浆置换或免疫吸附等治疗。但临床上应强调严格掌握适应证，并且需要联合使用改善病情抗风湿药。

类风湿关节炎还有哪些其他治疗方法?

除前述的治疗方法外，自体干细胞移植、间充质干细胞治疗以及T细胞疫苗对类风湿关节炎的缓解可能有效，但仅适用于少数患者，仍需进一步的临床研究。

中医有哪些外治疗法?

中医外治疗法可直接作用于病变部位，避免了胃肠道、肝肾功能损害，可减少口服药物用量，降低用药风险，对缓解关节肿痛，有时能立竿见影。常用的中医外治疗法有：针灸、拔罐、灸法、烫熨疗法、贴敷疗法、熏洗疗法、穴位注射、耳针疗法等。

什么是针灸?

针灸是一门古老而神奇的科学，是祖国医学遗产的一部分，也是我国特有的一种民族医疗方法，最早见于战国时代问世的《黄帝内经》一书，传说伏羲“尝百药而制九针”。2010年11月16日中医针灸被列入“人类非物质文化遗产代表作名录”。

针灸是一种“内病外治”的医术，是通过经络、腧穴的传导作用，以及应用一定的操作手法，疏通经脉，调和气血，使阴阳归于相对平衡，使脏腑功能趋于调和，从而达到防治疾病的目的。在临床上按中医的诊疗方法，找出病因，辨明表里、寒热、虚实，确定病变属于哪一经脉，哪一脏腑，然后进行相应的配穴处方，进行针对性治疗。

针灸为什么能改善关节肿痛?

针灸治疗疾病谱广泛，不仅能改善关节肿痛，还能调节体质。针灸可以扶正祛邪、疏通经络、调和阴阳。

经络“内属脏腑，外络肢节”，其主要的生理功能是运行气血。经络不通，气血运行受阻，临床表现为疼痛、麻木、肿胀、关节活动不利等症状。针灸通过选择腧穴，针刺手法，可使瘀阻的经络通畅，阴阳恢复平衡，而发挥其正常运行气血的生理作用。

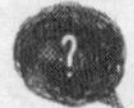 针灸治疗的注意事项有哪些?

（1）过于疲劳、精神高度紧张、饥饿者不宜针刺。

（2）年老体弱者应尽量采取卧位，取穴宜少，手法宜轻。

（3）怀孕妇女针刺不宜过猛，腹部、腰骶部及能引起子宫收缩的穴位如合谷、三阴交、昆仑、至阴等禁止针灸。

（4）皮肤感染、溃疡部位不予针刺。

（5）有出血性疾病的患者，损伤后不易止血者，不宜针刺。

（6）小儿因不配合，一般不留针。

 什么是拔罐疗法?

拔罐疗法，民间俗称“拔火罐”，它是借助热力排除罐中空气，利用负压使其吸着于皮肤，造成瘀血现象的一种治病方法。这种疗法可以疏通经络、行气活血、祛除瘀滞、逐寒祛湿、消肿止痛、拔毒泻热，具有调整人体的阴阳平衡、解除疲劳、增强体质的功能，从而达到扶正祛邪、治愈疾病的目的。

 拔罐疗法的治病机理是什么?

中医认为拔罐可以疏通经络，调整气血。经络有“行气血，营阴阳，儒筋骨，利关节”的生理功能，如经络不通则经气不畅，经血滞行，可出现皮、肉、筋、脉及关节失养而萎缩、不利，或血脉不荣、六腑不运等。通过拔罐对皮肤、毛孔、经络、穴位的吸拔作用，可以引导营卫之气始行输布，鼓动经脉气血，儒养脏腑组织器官，温煦皮毛，同时使虚衰的脏腑机能得以振奋，畅通经络，调整机体的阴阳平衡，使气血得以调整，从而达到健身祛病疗疾的目的。

 拔罐疗法的种类?

拔罐疗法依据所用器具的不同可分为：玻璃火罐、陶瓷火罐、竹筒火罐、角制罐、抽气罐、紫铜罐、硅胶拔罐、砭石拔罐。

如何通过罐印辨别疾病?

（1）罐印紫黑而暗：一般表示体有血瘀，如行经不畅、痛经或心脏供血不足等，当然，如患处受寒较重，也会出现紫黑而黯的印迹。如印迹数日不退，则常表示病程已久，需要多治疗一段时间。如走罐出现大面积黑紫印迹时，则提示风寒所犯面积甚大，应对症处理以驱寒除邪。

（2）罐印发紫伴有斑块：一般可表示有寒凝血瘀之证。

（3）罐印呈散紫点，深浅不一：一般提示为气滞血瘀之证。

（4）淡紫发青伴有斑块：一般以虚症为主，兼有血瘀，如在肾俞穴处呈现，则提示肾虚，如在脾俞部位则提示气虚血瘀。

（5）罐印鲜红而艳：一般提示阴虚、气阴两虚。阴虚火旺也可出现此印迹。

（6）罐印呈鲜红散点：通常在大面积走罐后出现，并不高出皮肤。如系在某穴及其附近集中，则预示该穴所在脏腑存在病邪。临床中有以走罐寻找此类红点，然后以针刺治之。

（7）吸拔后没有罐迹或虽有但启罐后立即消失，恢复常色者：多提示病邪尚轻。

（8）罐印灰白，触之不温：多为虚寒和湿邪。

（9）罐印表面有纹络且微痒：表示风邪和湿邪。

（10）罐体内有水汽：表示该部位有湿气。

（11）罐印出现水泡：说明体内湿气重，如果水泡内有血水，是热湿毒的反映。

（12）皮色不变，触之不温者：提示患虚证。

拔罐疗法的注意事项有哪些？

（1）患者宜采取躺卧姿势，切不可乱动以免罐子由身上坠落。

（1）保护患者，勿使着凉，避免吹风。

（3）罐子宜拔于皮肤平滑之部位，应避免有皱襞，突起，尤其是有骨头的部位，最适于拔火罐的部位是肌肉脂肪层厚、血管较少之处。男子之前胸部、女子锁骨下部、乳房下部、男女之背、腰部皆适于拔火罐。肥胖者、脂肪过多者拔于肩胛骨、侧胸部皆可，需要时可拔于臀部、大腿及其他部位。

（4）向下取罐子时，为避免疼痛宜用一只手使罐子倾斜，用另一只手压迫罐子对侧之皮肤，使之形成一个空隙，空气由此得以进入罐中，此时罐子之吸力立即消失而坠落。

哪些情况不宜拔罐？

（1）久病或身体极度虚弱，皮肤失去弹性者。

（2）精神失常，精神病发作期。

（3）孕妇，妇女月经期。

（4）有血友病、白血病、恶性贫血、血小板减少等血液性疾病。

（5）中重度心脏病，心功能衰竭，呼吸衰竭，肝硬化腹水患者不宜拔罐。

（6）五官及前后二阴不宜拔罐。

（7）过饥，过饱，过劳，过渴，醉酒者。

（8）三岁以下儿童慎用。

拔罐后可以洗澡吗？

洗完澡后可以拔罐，但不推荐拔罐后马上洗澡。刚拔罐后，毛孔处于张开状态，皮肤尚有轻微损伤，此时洗澡，易受外邪入侵而致病。因此，拔罐后3小时内最好不洗澡。

拔罐时间越长越好吗？

拔罐一般以10分钟为宜，拔罐利用的是负压，并非时间越长越好。长时间拔罐易拔出水疱，造成新的损伤，甚至出现皮肤感染。

什么是灸法？

灸法古称“灸焫”，又称艾灸。指以艾绒为主要材料，点燃后直接或间接熏灼体表穴位的一种治疗方法。也可在艾绒中掺入少量辛温香燥的药末，以加强治疗作用。该法有回阳救逆，温经通络，行气活血，升阳举陷，祛寒逐湿，消肿散结等作用，并可用于保健。对风、寒、湿邪为患的疾病及慢性虚弱性疾病尤为适宜。

灸法的分类?

因制成的形式及运用方法的不同，可分为艾条灸、艾炷灸、温针灸、电热灸、敷药灸、温器灸。

灸法有什么作用?

灸法能健身、防病、治病，在中国已有数千年历史。早在春秋战国时期，人们已经开始广泛使用艾灸法，如《庄子》中有“越人熏之以艾”，《孟子》中也有“七年之病求三年之艾”的记载。灸法能激发、提高机体的免疫功能，能够活跃脏腑功能，旺盛新陈代谢，产生抗体及免疫力，增强机体的抗病能力。所以长期施行保健灸法，能使人精力充沛，身心舒畅，祛病延年。灸法的特点是既能抑制功能亢进，也能使衰退的机能兴奋而趋向生理的平衡状态，对增强体质大有裨益，不论病体、健体都可用。

艾灸有什么禁忌证?

（1）凡高热、大量吐血、中风闭证及肝阳头痛等症，一般不适宜用艾灸，但并非绝对。

（2）对于过饱、过劳、过饥、醉酒、大渴、大惊、大恐、大怒者，慎用灸法。

（3）对艾叶过敏者，禁止艾灸。

艾灸有哪些注意事项?

（1）掌握热量，防止烫伤。尤其对局部皮肤知觉减退及昏迷患者。

（2）做好防护，以防艾火掉下烫伤皮肤或烧坏衣褥。使用温针时，可用硬纸片剪一小孔，套住针体平放在进针处，即可避免艾火直接掉落皮肤上。

（3）施灸后艾条必须彻底熄灭，以防失火。

（4）艾炷灸容易起疱，应注意观察。如已起疱不可擦破，可任其自然吸收；如水疱过大，经75%乙醇消毒后用注射器将疱内液体抽出，再用敷料保护，以防感染。

（5）妊娠妇女的小腹及腰骶部不宜施灸。

（6）颜面部、大血管、肌腱处不可用疤痕灸。

（7）凡化脓灸后在化脓期或灸后起泡破溃期，均应忌酒、鱼腥及刺激性食物。

艾灸会有哪些反应?

（1）口渴：艾灸后出现口渴，是正常现象，可以喝温开水或红糖水。

（2）皮肤潮红：艾灸的热力使局部的毛细血管扩张，出现皮肤潮红。

（3）水泡：当火力过大，或持续艾灸时间较久时易出现水泡。

（4）灸感传导：施灸部位或远离施灸部位产生酸、胀、痛、麻、热、重、冷等感觉。

什么是隔物灸?

隔物灸又称间接灸，是用物品将施灸部位皮肤隔开，然后进行艾灸的方法。隔物灸常用盐、大蒜、生姜、附片为介质。

什么是化脓灸?

化脓灸又称疤痕灸，就是人为制造感染的一种灸法。施灸时可产生剧痛，用手轻轻拍打施灸腧穴周围可以缓解疼痛。灸后1周左右有灸疮形成，5~6周灸疮结痂脱落，留下疤痕。常用于慢性胃肠病、哮喘、痹证治疗。

什么是烫熨疗法?

烫熨疗法是将药物或导热物体加热，在病变部位来回移动、烫熨，借助热力和药力作用，达到治疗疾病的一种外治疗法。《黄帝内经》记载“或痹不仁，肿痛，当是之时，可烫熨及火灸刺而去之”，并有“桂心渍酒，以熨寒痹”的记录。

烫熨疗法自古以来广为流传，是传统医学的一朵奇葩。自我们的祖先使用装有烧红木炭的陶瓷钵烫熨疼痛部位开始，该疗法至少有五千年的历史，半坡和仰韶出土文物中有烫熨工具的实物。

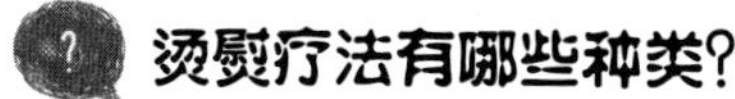

烫熨疗法有哪些种类?

烫熨疗法可分为：药熨、盐熨、壶熨、蛋熨、沙土熨、麦麸熨、砖石熨、面饼熨、铁落熨。

烫熨疗法有哪些注意事项?

（1）烫熨前应试温度，待温度合适后才置于患处，边熨边移动，避免温度过高而烫伤皮肤，移动时用力也要适度，以免擦破皮肤。

（2）注意室内温度，预防受凉感冒，熨后尤当避风保暖。

什么是贴敷疗法?

贴敷疗法以中医理论为指导，应用中药制剂，贴敷病变局部皮肤或特定穴位的治病方法。该方法可以使药物直接作用于患处，透皮吸收，直达病所，局部药物浓度高，作用较强。

贴敷疗法有哪些注意事项?

（1）注意局部皮肤清洁。

（2）认真固定，松紧适宜。

（3）贴敷时间不宜过长，任何外敷药物贴敷时间过长均会出现皮疹、皮肤瘙痒可能。

（4）分清寒热，精确配方。

（5）注意药物保存方法。

什么是熏洗疗法？

熏洗疗法是利用中草药煎汤乘热熏蒸、淋洗患处的外治方法。一般先熏蒸，待药液温度下降后再淋洗。该疗法通过皮肤、黏膜作用于机体，借助热力和药力，促使脉络调和、腠理疏通、气血流畅，从而达到预防和治疗疾病的目的。

熏洗疗法有哪些注意事项？

（1）注意药液温度，防止烫伤皮肤。

（2）糖尿病患者皮肤感觉减退，需有人帮忙试水温。

（3）空腹不宜进行，饭前饭后半小时亦不宜进行熏洗治疗。

（4）熏洗时间不宜超过半小时。

（5）熏洗后注意保暖。

什么是穴位注射？

穴位注射是选用中药注射液或西药注射液注入特定穴位治疗疾病的一种方法，具有药物和针刺的双重作用。

穴位注射有哪些注意事项？

（1）治疗前应向患者简单介绍，说明注射后的常规反应。

（2）遵守无菌操作规范。

（3）穴位注射前应检查注射药物的有效期，药液有无沉淀。

（4）注意药物的性能、配伍禁忌和副作用。

（5）药物注射前应回抽，确认避开血管后再注射。

（6）躯干穴位，注射时不宜过深。

（7）初次接受穴位注射及年老体弱者，宜采用卧位，取穴不宜过多。

什么是耳针疗法？

耳针疗法是用针刺或其他方法刺激耳郭上的穴位，以治疗疾病的一种方法。耳针疗法源于中医学，但又融合了解剖学、生理学，既与传统医学的脏腑、经络学说有着密切联系，又与现代医学的解剖学、生理学密不可分。

第七章 保 健 篇

类风湿关节炎会导致瘫痪吗?

类风湿关节炎患者常有一种恐惧心理，认为病情发展会导致瘫痪，因而，思想负担很重。

我们先看看百度百科对瘫痪的解释："瘫痪是随意运动功能的减低或丧失，是神经系统常见的症状，瘫痪是上、下运动神经元、锥体束及周围神经病变所致。"也就是说，瘫痪是由于神经系统病变，导致肢体活动困难，甚至不能活动。

类风湿关节炎一般不侵犯中枢神经系统，不会引起瘫痪。所谓的"瘫痪"，并非真正的"瘫痪"，而是因病致残。类风湿关节炎是常见的致残性疾病，病变晚期可出现骨质破坏，关节融合僵硬，肌肉萎缩，活动困难，甚至卧床不起，丧失生活自理能力。因此，早期诊断，规范治疗，至关重要。若能抓住患病之初的2~3年的黄金治疗期，病情可以得到很好的控制，很少出现关节变形。

类风湿关节炎患者如何进行家庭护理?

一个良好和谐的家庭环境，对类风湿关节炎患者的治疗和康复是非常重要的。家庭护理主要有以下几个方面：

1. 生活护理。

保持家庭环境清洁、安静，规律的室内外活动，有益的文化娱乐，可口的饮食，有助于疾病康复。患者使用的物品方便易取，桌椅、床铺、马桶等设施要适合患者的需要。

2. 精神护理。

部分患者由于疾病影响学习、工作、家庭和社会活动，从而导致悲观、失望等多种心理问题。家人的同情、理解、体贴及帮助，有助于患者增加战胜疾病的勇气和信心。

3. 督促患者服药和锻炼。

类风湿关节炎目前医学尚不能根治，需长期服药控制病情。很多患者，四肢关节肿痛消失后总想停药试试。家人需及时发现，督促患者按时服药。适当的功能锻炼，有助于缓解疼痛，避免肌肉萎缩。家人的鼓励和督促，有助于关节功能的恢复。若已卧床不起，更需得到家人的帮助，被动活动关节。

类风湿关节炎患者生活起居有何讲究?

尽量避免居住阴冷、潮湿环境，天气变化时及时增减衣物，生活规律，饮食品种丰富，一般不需忌口，忌暴饮暴食，保持愉快心情，避免过度劳累，适当功能锻炼。

类风湿关节炎患者如何进行功能锻炼?

当患者关节肿痛明显时应当注意休息，当关节肿痛明显缓解后就应及时进行功能锻炼。关节的功能锻炼，对类风湿关节炎疾病预后有非常重要的作用。通过关节的锻炼，可以增加肌力，保持关节的功能，防止肌肉萎缩、关节强直。

功能锻炼的方式有很多，可随病变关节部位不同，选择不同的锻炼方法，如床上骑车运动、抬臂运动、交替抬腿运动、抗阻力运动、扶拐站立及平地步行等。功能锻炼要循序渐进，持之以恒。活动量宜由小到大，次数由少到多，时间由短到长。一般来说，每日的活动量以不加重关节局部症状，不影响第二天日常活动为度。

类风湿关节炎患者如何制订锻炼计划？

锻炼计划应该重点解决患者认为影响生活的最主要问题，应包括短期和长期目标。患者要参与计划的制订，短期目标在2～3周可以达到，短期目标的实现可以增强患者的信心和锻炼的兴趣。锻炼时间可从每天15分钟，每周2天开始，随着患者能力提高逐渐增加。每次锻炼包括热身活动、锻炼和调整三个阶段。热身活动5～10分钟，低强度的关节重复活动；锻炼内容包括关节屈曲、力量、耐力练习；调整期5分钟，可以无阻力伸展锻炼的肌肉。

类风湿关节炎如何进行康复治疗？

类风湿关节炎对运动系统有多种影响，包括肿胀、疼痛、运动范围受限、肌肉无力等。康复治疗的目的是增加关节的活动性、灵活性，防止畸形，保持生活的自理能力。制订康复治疗计划之前需要对患者进行全面的评价，包括目前接受的治疗、关节的炎症、稳定性、活动范围、肌无力等，同时要评估患者有无因锻炼而加重的潜在疾病。

康复治疗往往易被临床医师忽略。类风湿关节炎患者在病情缓解后即可进行功能康复治疗。功能训练要讲究循序渐进，开始可在床上运动，逐渐下床活动，进一步可参加散步、骑车、打太极拳等活动；还可在康复医生的指导下进行物理治疗，如针灸、拔罐、热疗、直流电药物离子导入治疗、磁疗等。

如何处理好运动与休息的平衡?

四肢关节若长时间不活动，反而会增加疼痛，肌肉也会变得松软无力，而适度的运动，可以防止肌肉废用性萎缩，改善关节活动度。

运动与休息之间的平衡，要做到恰到好处，是相当困难的，而且每个人的情况也不一样。一般来说，休息对关节炎症的缓解有好处，活动则有助于保持关节的功能。“小量及经常性”是运动的正确原则。

具体的每日运动量，需依据个人的实际情况。推荐的运动方式有散步、平地慢跑、游泳、骑自行车等。激烈运动是不推荐的，如举重、踢足球、打篮球等。最后特别推荐恒温池游泳。在温水池中游泳，由于水的浮力作用，人体无需负重，同时温水的温热效应促进肌肉放松，使关节柔软度增加，全身关节及肌肉可充分得到活动，可减轻关节疼痛，是一项很好的运动。

类风湿关节炎患者有哪些日常注意事项?

类风湿关节炎患者的病情活动或缓解与日常生活中的点点滴滴关系密切，如饮食调理，情绪调节，适当运动等。

（1）类风湿关节炎病情容易反复，患者难免出现悲观情绪，甚至放弃治疗。对于患者的这种心理障碍，一定要做耐心、细致地疏导工作，主动关心和帮助他们，特别是家人的关爱，使其树立战胜疾病的信心。

（2）当关节处于急性炎症期时，需适当休息，不要进行按摩治疗；当关节炎症缓解后就应积极进行功能锻炼，关节局部热敷，如热水袋、食盐加热外敷等，有利增加关节灵活度。

（3）类风湿关节炎常伴有晨僵，清晨醒来后，可先在床上活动活动关节，待关节活动灵活后再下床。

（4）活动手关节可以借助工具，如抓握有韧性的小球，旋转2个核桃，不推荐质量大的健身球。活动膝关节，可以坐在床边，将浴巾卷起置于膝下，前后摆动即可；也可以地上放啤酒瓶或其他类似圆筒状物体，坐着双脚放在上面来回滚动。活动膝关节，推荐不负重运动。

（5）类风湿关节炎易合并干燥综合征，当有眼干时，可使用人工泪液滴眼，不宜佩戴隐形眼镜，使用电脑或看电视一段时间后，要闭眼休息。

（6）平时注意保暖，依据天气变化和活动情况，及时增减衣物。部分患者担心受凉，穿得相对较多，这时要特别注意，活动后如果热，及时打开一下衣扣，待不热了再及时扣好衣扣。对于平时手足不温的，可以服用中药调理。

（7）穿舒适的鞋袜。鞋面柔软，鞋跟不宜过高，若有足趾变形，鞋子前部需适当宽大。

（8）避免劳累。日常活动或工作当中，可安排短暂休息时间，中午最好能睡一会。

（9）作息规律。与大自然同步，日出而作，日落而息，夜间早睡觉。

（10）合理饮食。饮食要节制，不可暴饮暴食、也不可过饥，饮食应以清淡为主，高蛋白、中脂肪、低糖、高维生素、中热量和低盐。少量多餐，少刺激性食物，多味佳可口易消化的食物。膳食中碳水化合物、蛋白和脂肪的比例以3∶2∶1为合适。饮食中热量的分配以早餐30%、午餐40%、晚餐30%为合适。

类风湿关节炎患者为什么需要定期随访？

类风湿关节炎是一种慢性病，改善病情抗风湿药起效慢，患者对药物反应也不一样，医生需了解药物对患者的疗效和副作用，并对药物进行调整。

部分患者服用一段时间药物治疗后，关节不痛了，以为就根治了，不再吃药，也不再来复诊，等到复发了，又再重新开始治疗。这样反复停药，反复复发，病情得不到有效控制，失去治疗的最佳时机，逐渐出现关节畸形。

也有部分患者虽能坚持长期服药，但从不进行任何化验检查，自认为没有不舒服，身体就没问题，检查是浪费钱。当出现白细胞减少、血小板减少、肝肾功能损害时，人体可以没有任何不适。等到发现时，已经比较晚，需要花费很多钱也不一定能使损害的内脏功能完全恢复。

定期随访，可以早期发现药物对内脏的损害，也有利于药物的调整，有助于病情得到更好的控制。

类风湿关节炎会遗传吗?

类风湿关节炎不属于遗传性疾病，但有家族聚集倾向。家谱调查表明，在类风湿关节炎患者家族中，类风湿关节炎的发病率比普通人群高2~10倍。类风湿关节炎虽有遗传易感性，但其发病是多种因素综合作用的结果。父母患有类风湿关节炎，其子女不一定也会患类风湿关节炎，只是发病概率高于普通人群。

类风湿关节炎患者妊娠要注意什么?

一般而言，活动期的患者不应妊娠。约70%的类风湿关节炎妇女在妊娠期间病情可以改善，大部分在妊娠3个月病情缓解，但分娩后病情会再次加重。也有部分患者妊娠后病情加重。

类风湿关节炎患者经规范治疗达到临床缓解后，即可准备妊娠。妊娠时的关键问题是如何用药。部分抗风湿药对胎儿有致畸风险，如甲氨蝶呤、来氟米特、环磷酰胺，待病情稳定，停用上述药物半年以上方可考虑妊娠。需要指出的是，来氟米特可以使用消胆胺来清除。柳氮磺吡啶可使男性出现精液缺乏，停药后可逆转，备孕时需停用。雷公藤多苷对性腺有一定的抑制作用，备孕时亦需停用。泼尼松、硫酸羟氯喹相对风险小，妊娠期间可以继续服用。

第八章　食　疗　篇

类风湿关节炎患者需要忌口吗?

这是类风湿关节炎患者最关心的问题。一般情况下，类风湿关节炎患者对常吃的食物是不需要忌口的。为什么这么讲呢？一方水土养育一方人！如果我们不搬家，一直生活在原地，饮食品种是相对固定的。吃了几十年的食物，会突然对我们的身体造成不利影响吗？如果对我们身体有不利影响，我们早就发现了。所以，我们常吃的食物不在忌口之列。

的确有部分食物会造成关节肿痛加重。当我们吃了某种食物3次，均会出现关节肿痛加重时，我们才认定该食物不能吃，需忌口。类风湿关节炎患者可以在毫无征兆的情况下，次日出现四肢关节肿痛。有时出现关节肿痛，可能碰巧吃了某种食物，但不一定是该食物影响。反复吃了某种食物，均会出现关节肿痛加重，我们才能认定该食物对身体有影响。

只有少部分类风湿关节炎患者会对某种食物有反应，并且人的个体差异性是很大的。张三不能吃的东西，不代表李四不能吃。因此，不要道听途说，这也不吃，那也不吃，弄得营养不良。

另外，类风湿关节炎也是慢性消耗性疾病，疾病后期出现贫血、低蛋白血症非常常见。因此，类风湿关节炎患者饮食品种一定要丰富，不要随便忌口。

类风湿关节炎患者的饮食需要注意什么？

类风湿关节炎患者的饮食需均衡，粗细搭配，什么都吃一点。这一点非常重要，喜欢吃的可以多吃一点，不喜欢吃的吃一两口就行，但不要一点都不吃。正所谓“五谷为养，五果为助，五畜为益，五蔬为充，气味合而服之，以补精气”。

类风湿关节炎患者需长期口服药物治疗，服药时间长了，或多或少会对胃肠有些影响，出现不想吃东西很常见。但类风湿关节炎又是慢性消耗性疾病，需要更多的营养。因此，类风湿关节炎患者饮食必须均衡，品种要丰富多样。

进食时，如何利用好食物的偏性？

食物也有偏性，也有寒、热、温、凉之分。如何进食，才能利用好食物的偏性呢？那就是不偏食，什么都吃一点，就能有效中和食物的偏性。

如果平素有四肢不温，怕冷，大便溏烂的患者，可以适当进食温性食物如：生姜、辣椒、鸽子肉、狗肉、牛肉、羊肉、鸡肉，避免进食一切生冷、寒凉食品，如冰淇淋、冰啤酒、冰冻矿泉水、螃蟹、虾、鸭肉、绿豆、海带。

如果平素有口干、便秘的患者，可以多进食梨、深色蔬菜、红薯、枸杞，少进食辛燥食物，如麻辣烫、烧烤、酒、饼干，更不能进补红参、鹿茸等燥热补品。

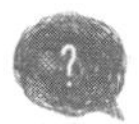

类风湿关节炎合并骨质疏松症如何进食?

类风湿关节炎合并骨质疏松症吃吃钙片就可以了吗？当然不够。钙是骨头的重要组成成分，但只占了70%，因此仅仅补钙，还显得有些不足。

好材料才能建造好骨头。什么才是建造骨头的优质材料呢？丰富的饮食。我们推荐1天的饮食品种大于10种。初听起来，似乎很难，其实不算难。如果我们早上吃1个馒头，1杯豆浆，1个鸡蛋，那就3种了。中午1碗米饭，1份青椒肉丝，1份青菜豆腐汤，就又5种了。晚餐随便吃2种，加一块就有10种啦。如果一家人在一起，每天饮食品种大于10种，非常容易。如果是1个人独住，是有点困难，不过可以再增加一点坚果类的食物，也就基本能满足。

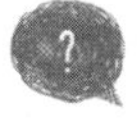

类风湿关节炎患者可以吃保健品吗?

当有人患了类风湿关节炎后，来看望的人常常带着大包小包的保健品。俗话说：送礼送健康。吃了保健品就可以健康吗?

保健品是保健食品的俗称。《保健（功能）食品通用标准》中指出：“保健（功能）食品是食品的一个种类，具有一般食品的共性，能调节人体的机能，适用于特定人群食用，但不以治疗疾病为目的。”保健品适宜特定人群食用，挑选时需根据个人情况，认真选择。保健品并不是“老少皆宜”，更不能按照送礼习俗，“只买贵的”，胡乱挑选。

举个例子，某患者患类风湿关节炎10年余，现乏力，面色苍白，经医院诊断为“缺铁性贫血”，此为营养性贫血，吃了女儿买的补铁类保健品2月后，乏力明显改善，面色转红润。对症补充营养保健品，对健康有利。假如，某患者不存在营养性贫血，胡乱服用补血类保健品，反而加重机体代谢负担。

类风湿关节炎患者的确需要加强营养，但不可胡乱进补。

类风湿关节炎保健品能代替药物吗?

类风湿关节炎是常见的致残性慢性疾病，常用的抗风湿药，相对于治疗“高血压”“糖尿病”的药物，副作用是要多一些。很多类风湿关节炎患者担心服药伤肝、伤肾，竟然想用保健品代替抗风湿药。

保健品是人体营养补充剂、机能调节剂，具有特定保健功能的食品，适合特定的人群食用，不具备直接治疗疾病的功能。目前市场上许多保健品，夸大功效，甚至宣称包治百病。正是由于部分患者，不能正确认识疾病，总担心药物副作用，为迎合患者心理，市面上出现了很多治疗类风湿关节炎的保健茶。茶在我国历史悠久，文字记载有3 000余年。的确，茶具有很多保健功能，但不具备治疗关节肿痛功能。凡是声称能治疗类风湿关节炎的保健茶，均是假药。

治疗类风湿关节炎的保健品能补充部分营养，但绝不能代替药物。

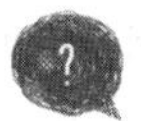 类风湿关节炎患者为什么不能暴饮暴食？

暴饮暴食，放纵自己，此乃养生大忌！周末放假，患者因抵御不了美食的诱惑，一次烧烤，一顿自助餐，常会导致四肢关节肿痛复发。为什么呢？暴饮暴食，直接加重脾胃负担，损伤脾胃，使脾胃升清降浊功能失常，同时使脾胃化生气血能力减弱，四肢百骸、肌肉筋脉短时间得不到充足营养，出现不荣则痛；脾胃损伤，运化水湿能力也下降，化生痰湿，阻滞气血经络，不通则痛，加重关节肿痛。

吃了大鱼大肉，使脾胃超负荷运转，非但不能增加营养，反而化生痰湿，经络阻滞，导致关节肿痛。那么，类风湿关节炎患者该如何合理进餐呢？

首先，规律饮食，荤素搭配，粗细结合，每餐七八分饱，尽量在家自己做饭，这样可以有效避免有害食品，也可以避免因过饱而影响睡眠。《黄帝内经》指出“饮食有节……度百岁乃去”。其次，尽量不喝饮料，自己做的天然果汁除外。目前市场上的果汁添加香精、色素、防腐剂，标注成分好几排，宣称无害，到底对身体有无影响，不明确。渴了，喝温开水，最佳。

类风湿关节炎患者可以喝牛奶吗？

可以。类风湿关节炎患者常合并骨质疏松，补钙是一种重要的治疗方法。牛奶是最古老的天然饮料之一，具有补养肺胃、生津润肠之功效，是最佳的食源性钙，钙磷比例适当，有利于钙的吸收。

类风湿关节炎患者喝牛奶时也有讲究：①鲜奶要高温加热，但不要煮太长时间。②不与白糖一同煮。若想调味，可以在牛奶煮好后再放一点白糖。③尽量不喝冷牛奶。④不能把牛奶代替水来饮用。⑤喝牛奶时少吃菠菜、苋菜等富含草酸食物。⑥适当晒太阳，特别是背部。⑦对牛奶过敏者禁止饮用。部分人喝牛奶后会腹痛腹泻，甚至哮喘。

类风湿关节炎患者可以喝药酒吗?

类风湿关节炎患者少量饮用药酒有助临床症状控制。《汉书·食货志》有“酒，百药之长”。一方面强调酒的药力强，另一方面强调酒作为一种溶媒具有很好的助药效特性。药酒，将中药与酒融为一体。中药的各种有效成分溶于酒中，药借酒力，酒借药势，充分发挥治病功效。

常用的抗风湿药酒有：五加皮酒、三蛇酒、木瓜酒、追风药酒。柳州市中医医院自主研制的祛风活络精、祛瘀消肿精，均为民族特色药酒，供不应求。使用药酒治疗类风湿关节炎，有以下方面需特别注意：①辨证选酒。依据证型选用不同药酒，才能有针对性。②少饮有益，多饮有害。每日饮酒量不建议超过一两。③饮用药酒时可以加入少量温水，即可稀释药物浓度，减少胃肠刺激，又可避免冷饮伤脾。④早晨、上午不宜饮酒。⑤注意饮酒对肝功能的影响。

类风湿关节炎患者食品烹饪推荐什么方法?

“烹”是指煮，“饪”是指熟。“烹饪”就是对食品加工处理，使之更好看，更好闻，更可口。类风湿关节炎患者比较理想的烹饪方法是：蒸、煮、炖、煲汤，可以使食物保持原汁原味，有利于消化吸收。不推荐炸、烤、爆、熬等容易破坏食物有效成分的烹饪方法。

类风湿关节炎患者食品推荐有哪些？

清淡甘平，容易消化吸收的食物，对类风湿关节炎患者特别有利。因此，我们推荐如下：白米饭、小米粥；鱼肉、鸡肉、鸡蛋、瘦肉、排骨；土豆、四季豆、山药、芋头、木耳、红萝卜、菠菜、甜椒、花菜；橙子、葡萄、甘蔗、草莓、杨桃、桑葚。

肉类要切的碎小，进食不宜过快，慢慢咀嚼，有利于食物的消化、吸收、利用。有一位名老中医说过："吃饭快会损伤肾阳。吃得快，嚼得就不碎，人体要消化吸收，只有动用人体自身的阳气来消化食物，首先消耗的是胆火，也就是中医常说的相火，当相火消耗殆尽，就要动用人体命门之火，也就伤了肾阳。"肾主骨，肾阳虚了，也就容易出现骨质疏松。

类风湿关节炎常用药膳有哪些？

1. 千金鲤鱼汤

（1）原料：当归10克，白芍15克，茯苓24克，白术15克，生姜15克，陈皮15克，青鲤鱼1条（约500克）。

（2）做法：将鲤鱼去鳞及内脏，双面油煎片刻，药物用干净纱布包裹。药包与鲤鱼同煮1小时，去药包，饭前空腹吃鱼饮汤。

（3）功效：健脾行水。

2. 杜仲猪腰汤

（1）原料：猪腰1副，杜仲40克，桑寄生15克，鸡血藤15克，生姜15克，红枣15克，盐、醋适量。

（2）做法：猪腰洗净，剔除筋膜后切成腰花，用开水氽烫后洗去浮沫，药物用干净纱布包裹。药包与猪腰放入砂锅中，加水大火煮开后转小火煮1小时。放入盐、醋少许调味即可。

（3）功效：补肾健脾。

3. 当归生姜羊肉汤

（1）原料：当归45克，生姜75克，羊肉250克，盐、黄酒适量。

（2）做法：羊肉剔去筋膜，放入开水锅中略烫，除去血水后捞出，切片；当归、生姜切片。将当归、生姜、羊肉放入砂锅中，加入清水、黄酒，旺火烧沸后撇去浮沫，再小火炖至羊肉熟烂，加入少许盐调味食用。

（3）功效：温中散寒、补益气血。

4. 猪肤汤

（1）原料：鲜猪皮250克，米粉 200克，白蜜 120克。

（2）做法：将猪皮洗净，放入2 000毫升水中，煮成1 000毫升，去滓，加入米粉、白蜜，熬香成膏。于空腹时服食20~30克，每日服3次。

（3）功效：滋润肺肾，清热利咽。

5. 节瓜煲蛇汤

（1）原料：节瓜200克，蛇250克，葱、姜、盐适量。

（2）做法：节瓜刮去表层毛皮，留青，洗净，切块；蛇去内脏，洗净。节瓜、蛇同放砂锅中，加水大火煮开后转小火煮1小时，放入葱、姜、盐调味食用。

（3）功效：舒经活络、祛风除湿。

6. 铁皮石斛炖雪梨

（1）原料：鲜铁皮石斛、生地各10克，雪梨1个。

（2）做法：将石斛、生地、雪梨放入碗中，加半碗水，放炖盅内隔水炖1小时，食雪梨饮汤。

（3）功效：养阴生津。